问止中医系列

（美）林大栋 著

新增百页
第二版
倪师针灸、用药、眼诊精粹

佛州汉唐跟诊日志

师从倪海厦先生见闻录

中国中医药出版社
·北 京·

图书在版编目（CIP）数据

佛州汉唐跟诊日志：师从倪海厦先生见闻录 /（美）林大栋著 . —
2 版 . —北京：中国中医药出版社，2022.9（2024.8 重印）
（问止中医系列）
ISBN 978 - 7 - 5132 - 7758 - 7

Ⅰ . ①佛…　Ⅱ . ①林…　Ⅲ . ①中医学—文集
Ⅳ . ① R2-53

中国版本图书馆 CIP 数据核字（2022）第 154211 号

中国中医药出版社出版
北京经济技术开发区科创十三街 31 号院二区 8 号楼
邮政编码　100176
传真　010-64405721
河北品睿印刷有限公司印刷
各地新华书店经销

开本 880×1230　1/32　印张 12.75　彩插 1　字数 253 千字
2022 年 9 月第 2 版　2024 年 8 月第 4 次印刷
书号　ISBN 978 - 7 - 5132 - 7758 - 7

定价　66.00 元
网址　www.cptcm.com

服 务 热 线　010-64405510
购 书 热 线　010-89535836
维 权 打 假　010-64405753

微信服务号　zgzyycbs
微商城网址　https://kdt.im/LIdUGr
官 方 微 博　http://e.weibo.com/cptcm
天猫旗舰店网址　https://zgzyycbs.tmall.com

如有印装质量问题请与本社出版部联系（010-64405510）
版权专有　侵权必究

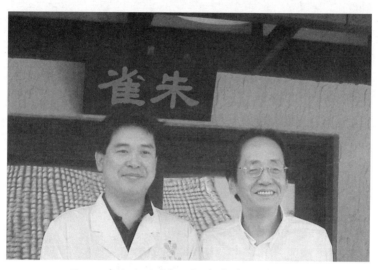

图1：我与倪师（右）在朱雀厅前（一）

（彩图见文末）

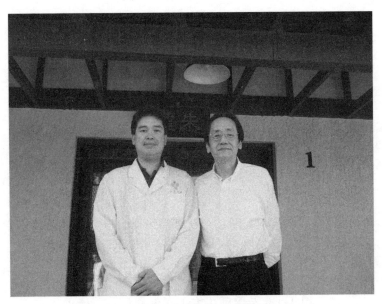

图 2：我与倪师（右）在朱雀厅前（二）

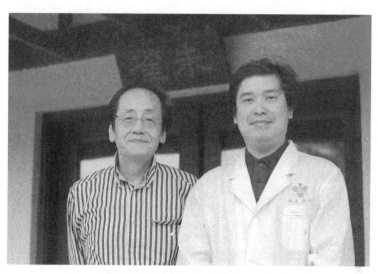

图 3：我与倪师（左）在朱雀厅前（三）

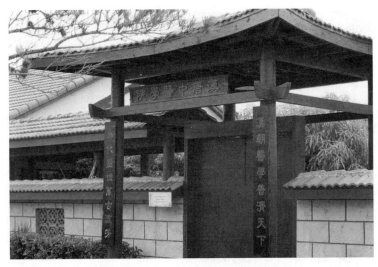

图 4：佛州汉唐中医学院大门

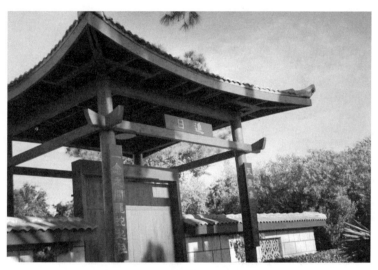

图 5：佛州汉唐中医学院的侧门"追日门"

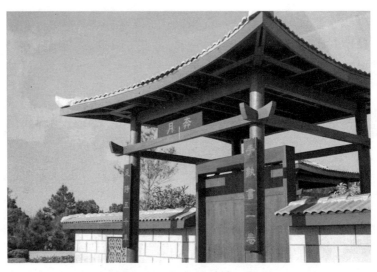

图 6：佛州汉唐中医学院的另一个侧门

第二版说明

　　《佛州汉唐跟诊日志——师从倪海厦先生见闻录》自2020年出版以来，好评如潮，读者无不为此原汁原味、古朴无华的跟诊笔记所倾倒，方知原来中医是"如此朴素，如此神奇"。此事缘起，在于倪海厦先生，凭借一身本事、一腔热血，在万里之外为中医开辟了一块海外阵地。先生虽已仙去，但其满园桃李已然成材，薪火相继，不断将杏林之风吹遍寰宇。本书作者林大栋先生，师事倪师，亲随左右，朝暮之间得其指点关窍，终入岐黄之门。其跟诊见闻，行于笔端，则为本书初版。

　　不想一石激起千层浪，涓流之文已不解渴，且医道本济世之学，不敢私藏，当与君子共享。为此，林大栋先生特搜拣珍藏，将倪师所传用药、针灸、眼诊精华再集数万文字，辅以精美图片，附于初版文末独成一章，是为"学海无涯，师恩难忘：倪师针灸、用药、眼诊精粹"，献于诸君，虽星星之火，终成燎原。

陈正容序

　　三周前接到大栋兄的来电，希能为其新书《佛州汉唐跟诊日志——师从倪海厦先生见闻录》写序，读着大栋兄真情流露的笔触，如实地记录了当年在佛州跟诊倪师海厦的点点滴滴，心中不禁又激动了起来，思绪回到了 15 年前，初与倪师结缘的那一年……

　　2005 年 8 月，接到倪师海厦的来信，要我放心去美国，安心学习，拿到中医执照，才能师出有名，真的来为经方、为天下苍生尽一点力。2006 年，正式蒙倪师恩准，陆续回台两次参加人纪班《伤寒论》及《金匮要略》的学习。初在台北市大安区基隆路的教室，第一次见到倪师的本尊，倪师豪气爽朗直接叫出了我们的名字："正容，你的个头不高，来坐第一排！"那年 12 月 22 日，拿到刚印好的精装版本的《人纪系列——针灸篇》的书籍，请倪师为我们签名留念，倪师在书上提字："正容：宏扬国学。师倪海厦 2006 年 12 月 22 日于台北。"这么多年过去了，倪师的训语，谆谆教诲，永志心田。

　　2007 年，初登桃花岛（美国佛罗里达州东岸 Merritt Island)，第一次的三个月临床跟诊中，我不断地接受到"震撼教育"，来自世界各地的重症患者，来到了佛州汉唐中医学院求诊于倪师。倪师永远都是早上第一个到诊所，早上七点多就来开大门，看着世界各地的医疗讯息，最新脉动，今日有哪些患者来求诊，状况分别如何。若遇有特殊个案，倪师有时就会在一日的看诊之前，来到我们跟诊学生的休息室——白虎厅，先来和我们讲解一下状况。常常一整日诊疗下来，全是重症，甚至生死一线的患者。倪师要在有限的时间内，精确诊断患者的病势，找出病因，并当场解释给我们这群跟诊医师、学生们听，同时也要明确和患者说明缘由，生活作息、饮食、心态等要如何调整，遇有特殊的脉象、眼诊等，倪师也要我们当场来把脉，感受特殊脉象以及实际的眼睛诊断，例如透过眼诊来察觉五脏六腑的气机变化，如胰腺癌、肝硬化、肝区积毒、脂肪肝、电烧、心包积痰、心气不足、心血不足、肾阳不足、肾区结石或手术后等出现的特殊眼诊征兆。下药处方时，倪师更会仔细说明用此方此药的原因及剂量。如遇特殊病案病情比较复杂，学生有所疑惑时，倪师更会直接要我们来到朱雀厅最后的房间，在大黑板上直接画图讲解给我们听，务必要我们心领神会，了解病因病机及治疗的方式。记得那年，先后有七位乳腺癌患者来诊，面对这七位乳腺癌患者，倪师的诊断用药处方皆不同，因这七位患者罹患乳腺癌的病因不同、症状不同、病位不同、病势走向不同，倪师分别用七种不同的思路及处方治疗，皆得到了很好的结果。真正是印证了中医"同病异治"的道理；而倪师灵动应变、胆大心细又谨慎严谨的思路及治疗，开启了莘莘学子的中医之眼及无尽藏的世界。

第一次跟诊，绝大多数都是人纪班的师兄姐前来桃花岛实习，有施合一师兄、陈杰宽医师、张孟超医师、刘芳琪医师、吴源婉医师，等等，还有坐镇汉唐玄虎厅亲爱的大师姐，严北辰医师，大家一起跟诊学习、课后的 Case Study 更是令人怀念。

2008 年，再度前往桃花岛，这一年的跟诊，我认识了来自一群从北加州来的工程师，也结识了大栋兄。大栋兄是位热血又有抱负、心地单纯又正直的学习好伙伴！尤其大栋兄本身就是软件工程师，更是付诸实践研究执行如何结合所学于经方的应用上。常常每日跟诊之后，大栋兄及北加州的几位师兄弟也会到我们的住宿地点，与来自南加州的我们，还有吴源婉中医师，一起共进晚餐，并针对当日病案研讨，或是日后如何推展经方来进行意见的交流互动。犹记当时一群志同道合的同门师兄弟，一起豪气干云地筹策天下大事，不为自己谋私利，而来集思广益如何利益群生，真是一大快事！

之后直到2010年，也是倪师开放跟诊的最后一年，我年年皆有幸至佛州跟诊倪师海厦，这几年下来，每次的跟诊，都会被倪师治疗重症患者的实际疗效及慈悲作为所震动。倪师不仅仅是单纯开方用药下针而已，更重视远道而来求诊患者的心情及生活，常常会为患者的住宿、饮食费心安排，也希望患者能够保持愉悦正向的心态来面对，甚至还安排患者去果园采果子，去环球影城、迪斯尼乐园来放松紧张的情绪，倪师把患者当家人来看待，真正是做到了视病如亲！

当年的我，曾反复思量："何以师能日新又新，不断提高？每年的见面，都是另一层新的境界！"于心生疑问之际，倪师有如收到了我们心灵的声音。那天倪师一早进来白虎厅，对着我们这一群跟诊医师问："你们可知道，为何我可以日日进步吗？我不是年年进步，是日日进步！"

原本以为倪师要告诉我们要念什么样的医学经典或研习什么样的医案，结果完全不是。倪师告诉我们，他于每日睡前，必做三件事：

第一，必一一回顾省思自己一日下来的所思所言、所作所为、一言一行、一举一动。对患者所说的每一句话，是否有不慎之处？为患者开的药方、治疗方式，是否有更好的解决方案？自己今日的心态言行，哪儿有不合礼、不合道之处？

第二，决不在背后论人是非。时间是用来救人的，不是用来说人是非的。

第三，每当遇到重症难题，无法突破、思有不得时，必向古圣先贤求助，查阅圣人经典以求契应，悟入解决之法。

当然，古时根本没有化疗、放疗、电疗、穿刺、伽马刀、免疫疗法等现代科技介入人体的黑盒子，所以倪师面临比以往更严峻的环境。也正因如此，倪师制心一处，疗效宏大。

故汤之《盘铭》曰："苟日新，日日新，又日新。"《康诰》曰："作新民。"

时势造英雄，是因为英雄有舍我其谁的气魄。原因无他，只为救人而已。

倪师常说，他只是中华医学五千年来的一个过客，不重要，重要的是如何让医道世世代代发扬传承下去。

倪师说，他也是一个人，只有一双手，如何能医尽天下苍生，唯有更多心地正直的优秀学生们、医生们在各界各地一同努力，一起来救世，像观世音菩萨仁义慈悲千手千眼才有可能。

跟诊时，倪师一再告诫我们："凡夫是为己、为利，而圣人是为公、为义。"

倪师常言："圣人无功。"

倪师示范了真正医者应有的风范。

2010 年 7 月至 9 月，是倪师生前开办的最后一次跟诊。9 月 3 日离开佛州前，我与恩师及跟诊同学们一起合照留念，离情依依，互道珍重。

犹记正门汉唐中医学院对联："汉朝医学普济天下，唐代盛世万古流芳。"

追日侧门对联："天垂象，地发机；一念之间龙蛇起陆。"

奔月侧门对联："手执书一卷，足跨五千年。"

何等志节！何等志向！

倪师已然仙逝近九载，昔日谆谆训语与教诲，仍日日深刻心田，执此切当四顾远近时局，我们又该如何践履师志，以报师恩？

2020年开春至今短短数月，世界各地持续地动荡不安。从澳大利亚的野火，到连续重大的坠机悲剧，各地不间断的地震、野火、水灾、蝗灾，气候异常，恐怖攻击，以及现今的新冠肺炎全球性的重大威胁考炼，已不单是生物学的立场、观点，也涉及了人类全面性的心理状态。身为生命共同体的我们，当作时代的良心，仁为己任，义不容辞，责无旁贷！无其人则无心，无心则无量，无量则来路无由开办矣！

医之有道有术，虔心应物，大化而感疗除疾。

医之有礼有勇，志心精进，守纲常以契天民。

医之所任所为，救济黎首，秉道德以制身心。

务使心念与意志合，心念充满，意志持恒，坚固而后动。有道有德，德道两兼，可执医业而行医道。反之则不足以言大义而行奥旨。

拯救之法，贵在契天力行。然道之至者，书不尽言，言不尽义，临床治证，万乎变化，不离一理。因缘施法，存乎一心。赤文玉篆，唯以传心。医道同源，祖述岐黄，针理妙道，参玄入微。

当知当行：

生命与天命连接——为天地立心，

生命与性命连接——为生民立命，

生命与慧命连接——为往圣继绝学，

生命与使命连接——为万世开太平。

言有尽而意无穷，祈愿大栋兄的这本《佛州汉唐跟诊日志——师从倪海厦先生见闻录》的问世，能唤起更多医者的良心！共同来救济群生，以报师恩！

吾辈志之。

是以为序。

美国加州洛杉矶大义中医诊所　陈正容医师　谨识

于自家书房

2020 年 8 月 26 日

廖明煌序

　　几天前，大栋突然打电话给末学，谓其当初会去学中医受我的启发很大，希望凑齐"南孟超，北明煌"，帮他为跟诊倪老师见闻录新书写序。想起倪老师当年这句话，是勉励，也是警惕，末学当下就答应！

　　当年，末学一位恩师突然辞世后，顿时觉得失去一种依靠。认识倪老师之前，已经成功挑战医院的癌症错误诊断和癌症患者的预后，也见证过大师成功治疗癌症、艾滋病的功力，但是面对当今医学的谬误和患者经历的无谓苦难，深觉必须如药王孙思邈所言，"博极医源，精勤不倦"，在医学的园地努力耕耘，同时也是寻求一个学习的依止。即使是今天，也仍兢兢业业地学习。抚今追昔，2008年初次去桃花岛追随倪老师，诚然开启了个人学习中医的新页。到今天，来自世界各地的患者，在在都无法忘怀倪老师的泽被。

　　读这本见闻录，令人忆起当年，风尘仆仆飞往佛州，以期盼的眼光跟着倪老师看诊的种种情境。老师时而神采飞扬，时而怒目金刚，时而苦口婆心，时而开怀欢唱等等画面历历在目。老师走的那天，是我们这里的夜里。从来都是一觉到天亮的末学，当晚梦到老师，随后即醒。打开计算机，发现大栋在几分钟前告知老师走了，令人崩溃！

　　记得老师来硅谷讲学期间，有幸经老师指定，每日接送老师于学校与旅馆之间。某日在途中，忍不住请教老师关于望诊相关事项，老师最后说了一句话："没关系，慢慢来！"那也成了向老师学习的最后一次对话。

认识大栋二十几年了，看着他从一个单身的工程师，到结婚生子，到投入中医的学习以及后来的临床、教学。不得不赞叹，他的经历，真应了"人有无限可能"这句话。在投入临床之前，大栋在旧金山湾区硅谷，早已成为说、学、逗、唱的名嘴，逢年过节，他常面对邀约而应接不暇。近年来，投入中医临床、教学和社区讲座，把他的本事完美地结合，他的中医讲座已经名闻遐迩！

如今大栋这本跟诊见闻录问世，把跟诊的种种观察和心路历程精彩地描述出来，流畅的文笔，幽默的口吻，倪门之中恐怕无出其右！希望能够引起有文采的同门兄弟姐妹们的共鸣，努力记述，造福世界各地受倪老师启发的中医学子。也祝福大栋"中医大脑"再接再厉，套老师的话："没关系，慢慢来！"一步一步来，成功在望！

廖明煌

2020 年 9 月 7 日

张孟超序

我认识的林大栋医师，是个风趣幽默，有他在的地方就不会有冷场的工程师、作家、医生。关注中医的朋友们，尤其是汉唐中医倪海厦恩师的粉丝，想必对硅谷中医损友团的网页不陌生，化为"阿旺"笔名的第一写手，担任损友团团长的正是林大栋医师。

勤于笔耕的大栋，2018 年出版第一本著作——《药香中寻找爱》，秀威信息出版，是本小说集，由两篇小说《寻找小杨》及《药香中的爱情故事》组成，是以美国西海岸为地理背景，有关中医的现代小说，也在硅谷中医损友团的网页连载过，已经被很多同好先睹为快。隔年 2019 年出版第二本著作《马雅神教教主本纪》——少年王比利的故事，秀威信息出版，也是本小说，叙述大栋小时候，以在台湾屏东市就读中学时的生活为背景，缅怀一位朋友王友政，是以真实故事写成的少年小说。接着于 2020 年，大栋完成了中医生涯的另一高峰——《AI 岐黄——中医大脑医案集》，由中国中医药出版社出版。在此之前，大栋还与合伙人开创问止中医——以中医大脑科技，结合人工智能、云端计算，运行连锁人工智能中医诊所。十年磨一剑，至此筑梦成真，将早期"经方专家系统"进一步发展为中医大脑人工智能辅助诊治系统，在其连锁中医诊所实践。倪师天上有知，一定欣慰有此高徒！恩师心心念念的"千手千眼系统"向前迈进一大步。盼大栋师兄，不忘初衷，穷乡僻壤也能雨露均沾。

两周前，接获大栋刚刚完成另一文作《佛州汉唐跟诊日志——师从倪海厦先生见闻录》，邀我写序。随着大栋的文字，回忆起自己跟诊倪师的时光，那段日子，改变了我的人生，令我脱胎换骨，更加坚定中医是我一生的职志。我想，每一位倪师的学生，都肩负着传承与发扬中医的责任；每一位倪师的学生，都依个人的脚步，以不同形式和方法，报答师恩。如施合一医师，除了忙于诊务，更于中医课程教学传承，不遗余力，其独创悟出的药物学中的"药性八纲辨证"，提升了中医系统完整性，自许倪师思维为纵为主，自己系统为横为辅，交错综合，延续纵深，让学习者少走弯路，媲美曹颖甫、姜佐景师徒一脉相承的学术贡献。难怪2007年，倪师在生日庆祝会上，赞许施合一医师："将来必是汉唐中医的黑马，传承的大任，就靠他了！"永远的跟诊"班长"陈正容医师，跟诊资历最完整，无出其右者，为人热忱，乐于助人，不但时常参加义诊活动，更长期义务从事中医教学，教育民众中医知识。当年我可以赶上第一梯次跟诊，就是因为她在人纪班上，经倪师准许，每上完一周课程，立即将录音快递到加州，让我同步跟进学习。借此特别表示感谢，并期待正容的跟诊日志完整版，早日出版以飨读者！还有许多汉唐医师都站在自己的岗位，贡献心力，在此无法一一呈现，挂一漏万，还请大家见谅！

相信未来的大栋必有更上层楼的大作，我且拭目以待！这本跟诊日志，只是大栋抛砖引玉（大栋抛的可是金砖！）。希望未来可以看到每位倪师学生的跟诊续集。

洛杉矶中医　张孟超敬笔
2020 年 8 月 31 日

颜北辰序

记得第一次见到大栋医师的时候，我非常惊讶他会出现在一堆"书呆子"中。大家不要误会我的意思，我所说的"书呆子"是指，只会埋首读书，但是不太会社交，也不爱说话的人（其实是指我自己）。他在一群中医师里，是那么的突出，那么的显眼，那么的与众不同。我记得他在课余时间是非常地活泼好说话，时不时还能说学逗唱，引人捧腹大笑，那种感觉，就像大家都在图书馆里安静地看书，突然有人在图书馆中间开起了演唱会或是相声表演一样，让你没法不注意到他的存在，那大约就是我对大栋医师的第一印象。

后来随着跟诊的时间长了，我渐渐发现原来他不只会中医，还是硅谷计算机工程师，同时还是个作家。在跟诊的过程中，可以感受到他对中医的热爱，对人的热情，对同学的关怀，以及对倪医师的孺慕。他多才多艺，结合了中医理论与计算机工程师的特长，开发出了早期的"经方专家系统"，把中医诊断与处方借由这个系统程序化，方便了经方中医师的学习与工作。倪医师对此是赞赏有加，认为中医的"千手千眼"计划可以借此来实现，让经方中医能发展到世上的每一个角落，同时保证一定质量的看病水平，造福大众。

跟诊结束后，大栋医师除了利用所学在诊所治疗病人，更是常常开课教授中医知识以及中医养生，希望人人都能获得健康的身体。除此以外，他竭力著述，至今已经有《药香中寻找爱》《玛雅神教教主本记》《AI 岐黄——中医大脑医案集》等著作。他真是一位不吝分享自己才学的中医师。

现在大栋医师的最新著作《佛州汉唐跟诊日志——师从倪海厦先生见闻录》即将付梓，鄙人有幸能为其写序，相信大家读完之后，一定会有许多收获。如果是倪医师的学生，读完后一定能从大栋医师幽默风趣的文笔中，回忆起跟诊时的点点滴滴。如果是没有跟诊过的人，读完之后也能像身临其境一般，感受到倪医师的风采与博学，同时还能学习到真正的经方医学。

维吉尼亚州　颜北辰中医师敬笔

2020 年 9 月 1 日

叶昭呈序

2020年夏天，在新冠病毒疫情及湾区野火漫延没日没夜地"轰炸"下，于电话中得知大栋要将到桃花岛跟诊日志付梓出版，总算是在这诡异的一年中，感受到一些令人兴奋的消息。

我认识大栋是因为中文学校，每到周末带小朋友去中文学校上课，我们一群工程师爸爸们也自然凑在一起聊天，大家年龄相仿，背景也相似，谈起来常常是天南地北，欲罢不能。也因为家里面的健康问题，闲谈中讨论到网络上倪师的文章，进而带起了大家学习中医的兴趣。一开始当然是买了《人纪》和《天纪》的DVD回来研读，从来没有接触过中医的我们，读起来却是津津有味，每到周末大家聚在一起讨论分享，便是我们最期待的快乐时光。

那时我自觉学得太慢，难以将中医实际运用于家人，还特地带着全家南下到洛杉矶找已有多年开业看诊经验的张孟超师兄看病，而家人自身病情的改善，更加强了我们学习中医的信心。除了我之外，大栋、钧纬和其他伙伴也都有各自的体验，都有心想在中医方面更进一步，取得执照，不但可以为家人解除病痛，也可以提供亲人朋友更深入的保健养生建议，所以大家决意以考取执照为目的，一同去本地的中医大学念书。

也是在那时，我们有机会一同去到桃花岛跟诊，每一天都可以看到许多精彩而真实的案例，对于当时我们这些中医新生而言，是一次又一次的刺激，不但深感自身学习的不足，同时亦可体会中医文化的渊博，这些内心的感动，实难以言语形容。幸好大栋文采斐然，透过他的生花妙笔，一一将当时的情境记录下来。而今再读一次这些文章，仿佛可以从文字中感受到那佛州炙热的阳光，雷雨过后湿润的空气，停车场旁印第安胡椒的味道，甚至那热切学习、澎湃不已的心情，都是如此的深刻。

感谢倪师让我们当时有机会几次前去跟诊，得以一窥中医的殿堂，也多谢大栋无私地分享他珍藏的回忆，让我们再一次回到佛州桃花岛，与大家一起重睹大师风范，领略中医之美。

庚子年仲夏同学叶昭呈谨笔于加州佛利蒙

张灿宏序

　　最近一个几年前的病人来看我，当时她的顽疾头痛被我治好，这次来看失眠，顺便聊到我当年的神奇医案，其实连我自己都忘了。她说她儿子好几年前的手指尖长满了疱疹，甚至延伸到了手掌，而且非常容易流手汗。看了皮肤科西医，不管吃药抹药都没有什么效果，当时吃了我开的药之后，三包就全好了！我猜了一下我当时可能开的处方，连续猜了好几个方但那病人都说不是那个方。我把科学中药的目录拿给她看，她找了找说"麻杏薏甘汤"，就是这个方！过了几年她儿子手的汗疱疹再度复发，也是再买了科学中药麻杏薏甘汤一吃就好了！

　　这十几年来我学了很多方，看了很多书，但对于经方的实力似乎还是刚看完《人纪》时最好。因为当时还不会用时方，只会用倪师教的经方。学贵乎专一啊，在浩瀚无涯的中医学海里，永远不能忘记中医的根，是在于经方！这让我想起了此书作者林大栋师兄的女儿，小时候得了非常严重的皮肤病，当时师兄开了麻黄加术汤、麻杏薏甘汤等方，效果有但不明显。给倪师看后，摸到孩子手脚冰冷，于是便用麻杏薏甘汤再加当归四逆汤。药粉一包吃下去，隔天皮肤病全退去，疗效惊为天人！

　　初学医时，我每天一定会看倪师的网站，最期待的事就是等着看倪师的网站更新，只要一有更新的文章我便会非常雀跃地反复阅读。倪师的整套《人纪》我反复读了不下十遍，只可惜无缘去佛州跟诊。看了师兄此书，也算了却当年无缘跟诊的遗憾。看了此书中诸多倪师的经典医案，就如同当初看《人纪》时的感动。

我翻了以前和倪师的答问，如今看来格外怀念。

老师您好：

您说神门穴可以顺着心经往少府斜刺或沿着灵道、通里、阴郄斜刺到神门，可是神门穴的穴性是子穴，理应用泻法不是吗？顺经者刺为补，逆经者刺为泻，是为迎随补泻手法。如此说来神门穴是否要逆着心经刺比较好呢？还是说这个穴道可以不用管迎随补泻手法，随着心经斜刺也是为泻呢？因为本身是子穴吗？还有您说心悸、失眠、心不藏神、情志不稳易生气等都可以用神门，可是心悸有虚实，失眠也有虚实，那扎神门穴的时候要用什么补泻手法呢？还是说这些症状多以心阳虚为主，所以就用顺着心经往少府斜刺的手法（补法）吗？但是如果是心阳虚，用少海穴不是更好吗？还是说神门穴本身是这些症状的特效穴，因此可以暂不用管子母虚实穴性，往少府斜刺平补平泻捻捻针即可吗？望老师不吝为学生解惑，感恩不尽！

学生　张灿宏　敬上

倪师回答：

针神门穴向少府方向刺，主要是因为心经近处就是心经脉气所在，此动脉就是我们诊断孕妇所使用的地方，因为是动脉所以很容易出血，所以就采用随刺之法。当然这是治心气虚时的针法，当我们遇到心气实时，一般我们不取心经子穴是因为不好摆姿势，容易刺到里面的血管。而实则泻其子，所以我们多使用脾经穴位来泻心实证，像本穴太白、子穴商丘，而且公孙穴就在此二穴之正中位。八法中公孙主冲脉，这冲脉直达心脏，而且八法中不需要去分虚实，几乎是针下的同时心痛与胃痛就去了，吾人时常治心脏时，兼治胃就是这个道理，因为冲脉通心跟胃，所以可以立竿见影。

张同学问得很好，好好努力，将来你必是名医的，很棒！

倪老师　字

感谢倪师当年的鼓励，才有了后来林大栋师兄和我一起研发的中医大脑。也希望此书能带着读过《人纪》的读者一起穿越时空进入当年跟诊倪师的殿堂！

问止中医医学总监　张灿宏
2020 年 8 月 17 日

崔祥瑞序

　　大学一年级时，我买了全套中医专业本科教材对照着网上的教学视频，信心满满、斗志昂扬开启了我的中医自学之路。我打算苦学一个学期，假期回家就给亲友治治病、露两手。半个学期后，我满头是包，如同阉割了的公鸡一般垂头丧气。一门《中医基础理论》就打得我无从分辨东西南北。中医理论那真是一套一套又一套，上能解释宇宙起源、中能解释进化繁衍、下能解释电子夸克。就拿"补水涵木"来说——肝木亏了，应该要补肾水以滋养肝木。我就不明白了，为什么不"补肺金以补肾水以补肝木"呢？为什么不"先培脾土以生肺金，进而金生水之后再水涵木"呢？那干脆再追求本质，先"补心火以固脾土，土生金、金生水最后再水涵木"，哎不对，按五行生克来说，补心火还是得靠肝木啊！死循环，完蛋了。

　　这是我自学中医的第一阶段，沉浸在"中医死循环"中无法自拔。但毕竟是读过几年书的人，我成为了亲戚朋友间的"中医理论家"，大家有时候得了病还真找我问一嘴。我总是能把握住这千载难逢的机会，解释得头头是道，理论圆融、逻辑自洽、表达深入浅出，治病的方法呢？那还真没有。遇到较真的人严肃地问："我这病到底咋回事，怎么办？"我一般都回答："你这是肾虚，要不先来半斤枸杞补一补？"

　　多年以后，我因经营问止中医而接触到中医业内真实的一面，所接触的医者着实不少，我有"两种惊讶不已"。国医妙手确实有，其医术水平令我惊讶不已，但实为凤毛麟角。更令我惊讶不已的是——大部分医者居然如同我十多年前的状态，徘徊在中医门外、临证一无所成。中医行业之萧敝，可见一斑。

就那样，我的中医自学入门算是失败了。直到有一天，一位江湖中医朋友神秘兮兮地告诉我："最近发现一套视频，真好看。"我看着他道貌岸然的脸，心里想："您不是修身养性、炼精化气、颐养天年吗？您居然也好那一口……？"他又说："这位老师叫倪海厦，他讲中医跟别人不一样，学完了用起来治病效果特别好。"

中医之门正式向我打开。看了几期视频，惊为天人！原来中医应该这样学。我捶胸顿足感慨自己走了好几年弯路，怎么没能早点走上中医学习的正统。似雨后甘霖、如获至宝、边学边用，用之多验，我才真正感受到中医果然是无穷的宝库。

我听过太多中医爱好者和中医师分享过相似的经历。最伟大的帮助是"法布施"，给予对方醍醐的灌顶、智慧的光明。就凭倪海厦先生对中医行业的布法成就，他足以被尊称为倪师。

这是我与倪师第一次接触，开启了我自学中医的第二阶段。不会想到几年之后，我与倪师用另一种方式有了交集。

2018年，我带着想开发一款"超级中医大脑"的想法寻找共同创业的合伙人，得缘与倪师的弟子林大栋医师相识并共同创办问止中医。彼时，我尚不知道原来倪师早在十年前就与林大栋医师研讨并着手开发"中医经方家千手千眼系统"——用计算机实现中医的辅助诊疗，用中医经方帮助世界各地的人解决疾苦。穿越历史时空与倪师有了碰撞，我亦多感叹因缘果然不可思议。在林大栋医师领导研发下，今天的问止中医大脑已经把倪师的中医智慧全部收录其中，倪师心念的"中医经方家千手千眼系统"得以成就。中医大脑经常开出令人惊讶的方子，医者多有不解甚至怀疑是不是中医大脑犯了错。但我们仔细以医理分析可以发现：并非方子开错，大多是医者自己未能理解中医的正统思维。真正能治大病的方药就是这个样子，像倪师的生附子与炮附子同用、生附子与生半夏同用、重用附子、细辛与硫黄等。下士闻道大笑之，视正法于不顾，可叹、可惜、可悲。

于是，我们讨论多次希望通过一本书向世人呈现倪师所坚信的中医正统。为了保证能够呈现倪师临证与教学的真实一面，这本书以"跟诊笔记见闻录"的体裁撰写——林大栋医师客观记录自己三次在佛罗里达州汉唐中医跟诊的所见所闻，记载并披露了很多外人所不知的倪师辨证用药心法，给没有机会亲临倪师教学现场的朋友们通过本书学习倪师思想的机会。

关于倪师，坊间流传有太多不真实的故事，像"倪师是经方家，他从来不用任何时方"，甚或有些故事已经有了"造神运动"的倾向，更有将"倪门掌门、唯一嫡传弟子、指定学术传承人"等自创的头衔自封于一身的欺世盗名之徒。这些情况，均对大众如实地学习倪师的医学思想颇有伤害。这本跟诊见闻录并不是为了加剧"神化"倪师，反而是要破除迷信，呈现给大家倪师临床和教学中真实的一面。倪师是经方家，但他对于后世时方之确当者的运用也是他医学体系中极具特色的一部分。倪师是非常务实的人，他的目的始终如一，那就是用中医的力量治病救人。

倪师的很多做法是行金刚道，令不明之人感觉偏激。但这其实是矫枉必须过正，狮吼功才能号召起复兴中医、复兴经方的力量。这未尝不是有效的霹雳手段，但不要忘了倪师的菩萨心肠。

希望借由本书，呈现林大栋医师跟诊的真实见闻，还原一位中医临床家务实的一面，也寄托我们问止中医对倪师的无限仰望和追思。

崔祥瑞

问止中医 CEO

2020 年 8 月 4 日

自序及感谢

　　这本书是笔者记录在十二年前开始有幸跟诊倪海厦老师的往事。虽然自己可说是忝列师门，但当时的一些实际的跟诊见闻记录，在今天看起来还是弥足珍贵的。倪师当年的教学情景都已写在这本书中，在校稿的时候，看着自己写的文字居然还是会流下泪来。一些当年的师徒互动的过程、老师对我的关爱和鼓励，都一再令过了知命之年的我感动不已。

　　书中提到的一些同时跟诊的同学、朋友，多在世界各地举起了经方复兴的大旗而做第一线医治患者的工作。书中在怀念老师之余，也为当年的前尘影事留下了雪泥鸿爪，记录了当年大家在佛州共同学习的美好回忆。除了老师离开了我们，一起跟诊和学习的老友王钧纬医师也走了。在文字之中有多少往事历历，"此情可待成追忆，只是当时已惘然"。

　　在完稿后，感谢几位师兄姐的赐序。最早答应写序的是一起在中医路上学习成长的叶昭呈医师，他也和我一起在同一所中医药大学里教书，深受学生和患者的敬爱。而在师门中很受大家敬重的两位大师兄，有"南孟超，北明煌"之称的廖明煌医师及张孟超医师，他们二位都同时赐序是相当难得的。这两位已经是大师级的先进在加州可说是师门之光。张孟超医师是倪师非常赞许的明医，他在看诊之余也一直在做医术传承的工作。廖医师更是当年启发我学习中医初心的人，他在各个中医的领域中都有深厚的研究和成就，亦是一位长年从事国际义诊的仁医。还有我们"永远的班长"陈正容医师，她在老师的身边最长，得倪师的真传之后也带领了很多青年学子投入中医的行列，在美国南加州及中国台湾都有很多的学生，她行医济世的努力是大医精诚的代表。这次非常有幸地也请到了可谓倪师左右手之一、曾长年在汉唐中医学院看诊的大学长颜北辰医师来写序，这位我们敬仰的先进师兄能赐序真是令人喜出望外。而玉凤师兄是我多年来的师友，早年也多次向他学习，他在经方上的指导令我进步甚多。这几位同门的赐序，给这本小书添加了无上的光彩！我要再一次地感谢他们。

　　各位先进，各位朋友，让我们一起随着这本小书坐上飞机，飞向海外的小岛，走进壮丽丰富的经方世界中！

　　是为序。

林大栋　于硅谷问止中医

2020 年 9 月 10 日

目录

第三次跟诊纪事
——2008 年 10 月

后来的故事：问止中医大脑

学海无涯，师恩难忘
倪师针灸、用药、眼诊精粹

导言

独坐书房的桌前，望着案头倪师和我的合照。照片中的老师看着在美国佛罗里达州（下文简称佛州）灿烂阳光中的大家露出了慈和的微笑。当天的佛州是万里无云的晴空，中医学子们站在汉唐中医学院古色古香的中庭笑闹着，仿佛还可听到当天的声响，感受到那一种属于南方的湿热。心情穿过往日的每一个片段，多少前尘影事涌上心来。

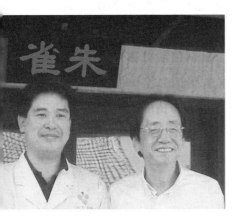

我与倪师（右）在朱雀厅前（一）
（见文后彩图 1）

十多年的岁月就这样过去了，马齿徒长的我回忆起那一段在佛州向倪师学习的日子，总觉得这是我生命中最快乐、最精彩的时光。那是一种全面学习探讨生命的真相和深义的快乐，更是和所有志同道合的人一起修学时的灿烂盛典。有学贯古今、医之大者的老师带领着我们去探索，还有来自世界各地出类拔萃的中医同门一起生活和分享，就在海天交会间的热带岛屿上，进行着原本应该属于神州大地上的古老医学的演示发扬。在这个岛上有着象征着人类现代科技力量的航天飞机发射场，也有探索生命真相、由倪师创建的汉唐中医学院。这种种因缘的交错，就是我的中医学习历程的开始。愚钝如我，能有这样精彩的起始，可以说是因缘不可思议。何其有幸！

这样的日子感觉是好久之前了。一声"患者来了"，我们就一同疾行在汉唐的回廊上。朱雀厅的门一开，一场场精彩的治疗案例就在我们的眼前展开。

曾经是这样生涩的我，曾经这样一次次地感动。我们曾经是那样的意气风发，那样的身心踊跃。我们曾经在佛州海外的岛上想着要踏杀天下、升众生于衽席之上。又想起陆游的一句诗："君记取，封侯事在，功名不信由天。"我们曾经彼此鼓励着我们一定会成功。佛州的海一定还是广阔动人、轻涛拍岸。但带着我们一同在这海天一色的岛上学习的导师却已不在。从这一刻起，我们要自己走上这条大道，自己往下去探寻医学的究竟。若非倪师，在硅谷这群整日在 0 与 1 的世界中度日的电子人，怎么会走进中医的广大世界里呢？老师掀起的风潮是波澜壮阔的，我们何其有幸恭逢其盛。

　　第一次见到老师是在 2008 年，那是一个仲夏清晨，才八点多的佛州已经有加州正午的炎热。走进老师看诊、写作的朱雀厅，只见清瘦但头发乌亮的老师正在计算机前急敲着键盘。老师看来精神相当集中。老师抬起头来看着我和一起进来的师兄，很开心地笑着问飓风有没有影响昨天的来程。一种温暖的感觉油然而生。在那之前的两年来，我每天捧着《人纪》猛读，一遍又一遍地跟随老师探索经方的世界。看着老师坐在前面，我就会想起《人纪》教学影片中的那一幕幕。走过《人纪》中的每个经典，度过六百多个在中医世界从无知到入门的日子。我终于见到了老师，仿佛是累世的因缘，眼前这一位长者看来是这样的亲切。这虽不是和老师结缘的第一天，却是我此生第一次见到老师本人。如今想来，这个场景也恍如隔世了。

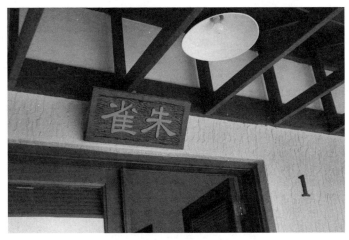

佛州汉唐朱雀厅的牌匾

朱雀厅！这是个充满回忆的地方。还记得第二次跟诊时是全团团员加上家庭成员一同前往。有一天一早起来，天气就有点阴阴的，到了诊所，杰克大叔才告诉我们等一下会有小型的龙卷风。我们一开始还不以为意，后来在白虎厅中忽然听到雷雨交加，不久就停电了。大家走出漆黑的白虎厅，只见风雨大得离谱，一时天地怒吼、电光闪闪，此情此景只有在台湾的台风天可见。我的妻儿正要去肯尼迪太空中心玩时被风雨困在路边加油站，我打电话给她才知道就在汉唐斜对面，因大风雨被困在车中，我要她快进来避雨，待她进到汉唐里面一家人都有些惊魂未定。

这时杰克大叔在青龙厅前发现诊所后方可见龙卷风风柱，我们大家想过去但走廊上已经无法站立，大家站在朱雀厅前面简直一身湿，只见老师赶快打开门让大家进去，大家只好全部人员一起躲入朱雀厅里。朱雀厅里也因停电没有了灯光。但老师就坐在厅里看书，好像一切狂风暴雨都不放在心上。正如同他面对各种艰难挑战都无所畏惧一般！大家对全体挤进朱雀厅有些不好意思，但老师放下书本安慰所有小朋友。孩子们也开始好奇地在朱雀厅里玩。朱雀厅，这真是经方学子的心灵故乡，一个安心的家！那是充满惊奇医案的朱雀厅，那是传承着千年智慧的朱雀厅，那是偶尔传来悦耳吉他声的朱雀厅。而坐着一代宗师的朱雀厅，这个景象已经不会再有了。

缅怀老师，老师的每一次言传身教都还是这样清晰。老师把经方的力量拨乱反正地爆发出来，他是要以非常之手段来唤醒世人。若非是亲近老师从而学之，又怎能体会其一片苦心呢？在倪师"金刚怒目"之下的"菩萨低眉"又有多少人知道。世上多崇尚"温良恭俭让"的人物，果然是收不到那一份苦心发出的讯息啊！曾听倪师说了很多未来的计划，他不是一个讲空泛话的人，这些计划虽未全部完成，但在这几年都已经一一实现。桃李不言下自成蹊，我们只有精进自己、强化自己，在临床上用心，取得在诊治上的胜利，这才是王道。有时我也会留心于外面的风风雨雨，但如同佛州的天气，风狂雨急之后，天空丽日又现。我们在有限的生命中要用心在哪里呢？答案是不言自明的。

看着我当年在跟诊时留下的日志，有以下这段叙述：

这次精彩的跟诊在此终于划下完美的句点。大家都很离情依依。我们大胆地请老师和师母到我们的住处吃晚饭。没有太好的菜和场地，我们只有包了饺子和做了些香椿饼及葱油饼。倒是师母也准备了很精彩的热汤及甜点。我们高兴地和恩师一同共进晚餐。老师和我们谈了很多，也说明了《地纪》的目的及内容。大家都迫不及待地希望有机会一读。这两年来我每天捧着《人纪》猛读，一遍又一遍地随着老师来探索经方的世界。看着老师坐在前面，我就会想起在《人纪》教学影片中的那一幕幕。

老师对虚名的淡泊和对传承经方的强烈使命感都使我们感受到一代宗师的气度。当老师担心我们第二天清晨要走会太晚而决定回去时，天空居然下起雨来，这更增加了一股愁绪。送老师和师母上车后，老师似乎想再说什么，但最后只是轻轻地向我们摆了摆手，好像告诉大家一切叮咛都和大家说了，下回再见。看着老师的车在黑暗中渐去渐远，我心中五味杂陈，回想这些日子来的种种，只能说感谢这不可思议的因缘让我们能投入师门。

当年老师似乎想再说什么，至今也不可考了。而"但最后只是轻轻地向我们摆了摆手，好像告诉大家一切叮咛都和大家说了，下回再见"这句话在今日看来，真是别有一番滋味。日本的茶道禅者有"一期一会"之说。在这一生和老师相遇，有这样不可思议的因缘是我一生的荣幸。

多年之后我再重新整理当年的跟诊日志，想把一些雪泥鸿爪的片段或是一些吉光片羽的启发做一个整理，也是想把这一段充满着知识性、启发性的记录好好地保存下来，给不曾亲近倪师但也同在复兴中医的大道上的朋友们做一个参考。

　　在汉唐的师门中，我只是一个小医师，我既没有老师的宏大气魄和高深学思，也没有同门先进的深厚学养，自身资质愚钝、生性疏懒又加上俗务甚多，且没有许多我敬佩的师兄姐一样的开拓精神及光大经方的气势和功力，可以说是忝列师门。这本日志不敢说是深得倪师真传的宝典，更不是全面记录倪师医术和学思的严谨著作，只是我作为一个探索中医宝藏的真诚学子在修学过程中的所知所见。其实有更多老师在海外行医及传承的精彩内容，汇集在诸位跟诊同门的记录中。这本书可以说是我有限的眼界中所收集到的沧海一滴，大胆提供给大家，只是希望能够多少带给大家一些启发，同时也带大家了解当年倪师作传承时的情境。书中有中医学理和临床心要的记录，对个人而言，这是诚心地和大家分享自己的学识历程，是我走进倪师经方大观园时的回忆。在复兴中医的历史洪流里，本书也许多少会激起一点小小的浪花。如果读者在看过这本小书后能有一点收获，那将是我野人献曝后最高兴的一件事。

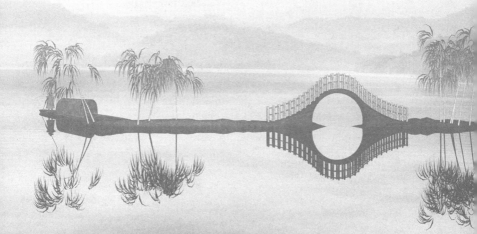

第一次

佛州跟诊记录
——2007 年 9 月

出发——往东南海上的岛屿

　　我坐在德州的这一个陌生的机场等待着从休斯敦转机前往佛罗里达州奥兰多机场的班机，心情有点紧张也有点兴奋。前几天，飓风 IKE 打乱了全美的空中交通，我的班机一再延迟，本来在上个星期就要出发前往汉唐跟诊的行程，一改再改之后，延迟了一周多了。这其中错过了在倪师家中的中秋聚会，心里总是不免失落。飞航的旅程剩下最后一段，总觉得好似唐三藏取经到了天竺见如来之前最后的那一小段路了，希望不要再出差错。一年来的努力研读《人纪》，加上为了能够跟诊而做的所有努力，在几个小时之后就要美梦成真了。在人潮往来的候机室一再地看班机状态，看着"On Time"（准时）的标示，心里想着可不要再有改变了。

　　这些日子来因为好友国瑞的介绍而认识倪师的经方世界，我才开始了有系统有规范的中医学习。之前自己曾经浮泛地看了不少中医的资料，也许是当时所知有限，也许我没有找到非常好的中医资料，总觉得很难一探中医的堂奥而迷失在庞大的中医书籍里不知所措。这两年来跟着老师的《人纪》教学影片来学习，深感《人纪》可以说是最有系统而节奏清楚、方向正确的一种学习方法。在老师第一次公开开放跟诊之后，我就一直努力争取跟诊的机会，这次能够成行，心中充满着感恩，但一再延误的行程令人不得不焦虑起来。也许是太想立刻亲见倪师，也许是惋惜错过了不少在汉唐中医学院学习的机会，想想居然缺席如此重要的中医学习盛宴，怎不令人心急？

本来出发前我和太太、小孩可以说有些离情依依，也很心痛太太一个人要照顾两个孩子，但一拖再拖，拖到感伤都磨得差不多了。

记得两年前，有一次我和父母亲一起送妹妹回台湾，到机场前可以说非常离情依依。那种离别的气氛可说非常令人动容。但到了机场我们才发现旧金山机场所有的网络都瘫痪掉了，所有的登机作业改为手动处理。漫长的等待开始了。我们一共等了五个小时，到了深夜一点才把行李登记上机。上机前，我们都已经筋疲力尽。妹妹在上机前说："我已经一点都没有感伤了。"我也告诉她："是啊，你快滚吧！"

时间真是很好的忘忧良药啊！

好不容易上了飞机，在前往佛罗里达州的路上我思潮起伏，种种前尘影事一一浮上心来。记得小时候见祖母一有病痛就从箱子里找出一叠故纸，从中抽出一张来，吩咐父亲去中药店依纸上的方子去抓药。还记得其中有一张方子可以治痔疮，好多据说要在医院开刀治疗的人吃了那个药之后在很短的时间内痔疮完全好了，连一刀都免了。当时我觉得中医自有神奇之处。可是随着年纪愈大，在台湾强大的教育力量下，慢慢地我也认为只有西医是科学的。但这几年看到很多的师长朋友在所谓"进步"的西医体系中受苦甚至丧失生命，我开始觉得事情有些不对劲。虽然十多年前和国瑞同住时他就介绍了中医学给我认识，可惜当年信息网络不发达，我也无从见到高人逸士。说来真是可惜，否则在更年轻的时候我就有机会学中医，也许会比现在更容易些。但也有可能从庸医而学之，失去亲近倪师的机会。个中因缘如何，凡夫如我也不得而知。

这一年多来的学习，可以说是我自大学发奋研究佛学以来最认真、最用功的一次。记得大学时期同学笑说我是电机工程为辅系，佛学为主系，每天的重心工作就是讨疏寻经。我在校外租赁的小房间里堆满了佛学的书，做笔记，做卡片，忙得不亦乐乎。但佛法为切用之理，若非实做，终是说食数宝。在多年自以为是的努力后，终觉于自身的生命来说，佛学终是一个学问罢了，尚不如诚心念佛一句！

而中医学之道则一分学习一分实用，于自身家人多可应用。外可救拔众生之苦，内可养护载道的色身。身为自许的法华行者，可说是真能行解一分于世。自此方知菩萨行之广大，非入海算沙之可以说明于万一。

在中医修学的过程中，我是如此的幸运，有倪师这位不世出的大师为指导，又有湾区如此多用功且良善的同修。这种感觉真是学习的最高乐趣。回首过去，我想大家都会有和我一样今是昨非之感。我们不再对生命操之于现代医疗体系而无所选择感到无奈，我们不再对种种现代人的生活方式有任何盲从，我们对下一代要如何联系回我们传统的文化不再束手无策。我们身处在知识爆炸的时代，没有任何一位古之医者可以接触到这样多的资料。要如何去芜存菁而为中医功力的提升做最有效的学习是很重要的功课。而在硅谷中的中医学友们是这样的可贵！

终于在多天的等待和长途的飞行之后来到佛罗里达州的奥兰多。这一路可真是漫长。在休斯敦往奥兰多的路上，旁边坐了一位五十多岁的白人先生，我和他聊了起来。他是英国人但小时候住在香港，居然会讲广东话。想不到本人的广东话还是很有用的，除了英语之外，我们还可以约略地用广东话聊一下。他问我此行的目的，我告诉他我是来跟诊学中医的。他居然告诉我在搭乘飞机前他才去做了针灸治疗！他和我聊了很多他小时候在香港看到的中医奇术。他的爸爸今年八十岁了，居然从二十多岁起就再也不看西医，只看中医的他从来没有大病而每天精力充沛，老人家只相信中医。这真是一位和我非常投缘的白人。我们谈了许多事，最后他祝福我早日成为一位真正的中医师，这位目前住在圣地亚哥的先生说他要成为我的客户。他真是一位很开朗又有智慧的人啊。这是在我初学中医的时候一位陌生的朋友给我的鼓励。

数千公里的行程，最后随着飞机在佛罗里达州的奥兰多机场降落而结束。经方的学术殿堂，我终于来了！

一下机我就租了车开往 Merritt Island（梅里特岛）。一路上并没有什么车，我心想等会儿见到师兄弟们一定很高兴，一定会一见投缘聊个没完。我是一个爱交朋友又最喜欢聊天的人，在硅谷和一些同是《人纪》学员的师兄弟们很快就变成莫逆之交。没想到安排和我同住在一个出租公寓的师兄弟都好严肃，都在用功地读书。这让我不知如何开始破冰，好像都是我一个人在说话，后来也就不便打扰他们用功了。这两位同住都是中医师，一位来自中国台湾，一位来自马来西亚。他们都要来跟诊三个月。这两位一定是老师千挑万选的人才，非常言简刚重。看着看着我都紧张起来了。这一次我租到的公寓在一个环境优美的地方，我们住在二楼，从窗外看出去有一个还不算小的池塘，不时地还能够看到水鸟在上面，四周的椰子树提醒着我这是一个南方的岛屿，空气清新、温暖又潮湿。我望着窗外，觉得有点紧张了起来，不知明天的跟诊会是如何。而同是来自硅谷本来就认识的同门师兄又带着一群人去奥兰多玩了，只有我一个人在此不知要和谁说话才好，看来明天师兄一走，我只好每天努力用功读书才不至于破坏本公寓认真用功的门风了。想想有这么多的高手在此，明天的跟诊一定很不轻松啊！

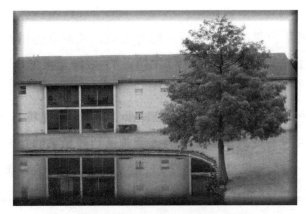

从住处看出去的池塘和绿地

这一次被老师选中可以参加跟诊，实在是非常有幸。有一些也在硅谷的同门因为没有被选中来参加跟诊，感觉非常懊恼，也觉得奇怪为什么我会被选到。其实我自己也不知道。但是有很多不同的传说提及有关倪师选徒弟的方法，但都只是传说。我后来在佛州听到一个最有趣的说法来自于老师的工作伙伴杰克大叔，应该算是有根据。原来我们大家申请跟诊都需要准备一份 200 字的自传并附上一张申请者的近照。据杰克大叔说，老师最主要的是看那一张照片，因为倪师是山医命相卜都很强的高人，他看面相的功夫很高，他在选取跟诊人选时，有时候拿起照片一看，叹口气、摇摇头就把它丢了。据说，老师觉得有些申请跟诊的学生根本不是可造之才，或者老师觉得此人心术不正、人品不好。能够从面相上看出一个人的种种信息，这实在是非常有意义且实用有趣的学问。当时我就在想，不知道我有没有机会学会这一门本事。杰克大叔跟我讲这件事的时候把我吓了一跳，好险我的相貌算是不太笨又不太坏的。

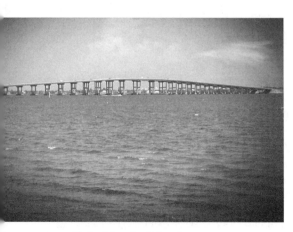

进入 Merritt Island
（梅里特岛）的跨海大桥

无论如何，桃花岛，我来了！

初见倪师

　　早上桃花岛（即 Merritt Island，梅里特岛）的空气甚是闷热，仿佛昨夜的热气都无法消除，留在大地，有点像故乡台湾南部地处热带的夏天。佛罗里达州地处美国东南方，全境向南伸入了热带的加勒比海中。这天气让我想起当兵时的清晨，让人兴奋不已。今天终于就要见到倪师了，不知道老师与我见了面会说什么。

　　终于在日夜思念、飞越万里之后，我来到了世界经方的中心"汉唐中医学院"，很难想象在美国东南海外的岛上会有这样一座古色古香的传统四合院式的中式建筑。这建筑整个是由倪师亲自设计监工，由零而起，一路建筑而成的，并且也已经得到佛州当地政府颁订的"重要景点"证书。这建筑飞檐画壁、长廊回转、茂林修竹，在典雅中透露着中华文化的建筑艺术成就，且符合《易经》中的方位及布局。一走进汉唐中医学院的大门，就仿佛走入了另一个世界，令人身心为之一振。

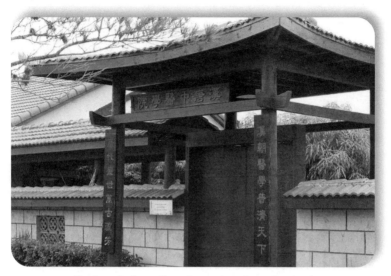

佛州汉唐中医学院大门（见文后彩图4）

我走进了清晨的朱雀堂，终于见到了倪海厦大师。老师在计算机前努力地工作着，转过头来带着微笑和我们打招呼，他先欢迎我的到来，我说因为飓风所以晚到了好几天。老师笑着说："平安来了就好。"老师心情不错，看起来笑得很愉快。我想是看到了来自硅谷的我们的关系。因为师兄今天就要先回加州了，老师拿了几本密藏的书给师兄，看起来都是有一些年头的书了，有医学也有命理方面的书。而关于我们的"经方专家系统"，老师说他可以给我们一些方向，我们会做得更好。

这"经方专家系统"，就是后来我和几个伙伴开始发展的中医人工智能系统"问止中医大脑"的前身。从 2008 年倪师鼓励我以现代科技把非常有逻辑性的经方组方及使用思维做成人人都能使用的工具开始，到今天已经有 12 个年头了，当年倪师从一开始就给了我很多的指导、支持和鼓励。其实一开始的那个系统只是一个查找系统，功能还很有限，使用起来恐怕要经方大师级的医者才会觉得有一点帮助，如果不是熟知经方的医师用起来可能会觉得蛮吃力的。但那就是一切的源头。第一次跟诊之前我已经完成第一版，和一些在硅谷的同门开始了一些测试。当年每个来跟诊的学员都要交一篇心得报告，老师对我有一些评论和鼓励，作为记录写在这里：

老师评语： 这是位来自加州硅谷的计算机软件工程师，他深信中医学中经方之学才是真正能代表正统中医的医学，本身虽然出身于理工方面专长，但是也因为有这样的基础，所以更是了解中医学是物理医学，跟西洋的化学医学完全不同，中医才是真正的科学，西医只是科技而已，不是科学。现在他除了进加州中医学院深造之外，更认为经方学的《伤寒论》与《金匮》，根本就是计算机程序的语言，他已经将之程序化，如必将更方便于未来的学者学习，并且可以让不懂经方的民众，只会使用计算机，就可以替自己看病与治病。其对于条辨整理，已经是非常完备了，现在我正在利用有限的时间来做些测试，只要确定没有遗漏与疏失，我们就会想办法让需要的人得到这一个经方程式，此举可以让经方普及到人人都会使用的阶段。这个程序是由几位计算机软件工程师，发愿合力制作出来的软件，除了内容正确之外，还同时兼顾到界面的美观，真正是无量功德。我相信将来必然有成千上万的人民，将受惠于这个软件，愿经方永远流传于世，这是我们中国人的骄傲，也是国之魂也。

汉唐中医倪海厦谨记于佛州

2008 年 10 月 25 日

（这其中有一点老师说的有小错误，当年我是硬件工程师做芯片设计的，但是我是一个工程师无误。）

回到第一天的情景：在正式看诊前，老师走进白虎厅和大家说明今天即将来诊的案例。老师就此说明阴阳的关系，这是诊断时的大方向，一定要把握好！虽然在《人纪》里听老师再三说明，但今天听起来格外有感觉，因为讲说之后案例中的那位患者马上就来了。

☯月经数月不来的白人女士

我的正式跟诊终于开始了。

021

　　我跟诊的第一个患者是一位白人女士，她月经四个月没来。上周用四逆汤加减之后，目前观察月经是否会复来。今天来诊时了解女士的情况，手足仍然冷但好多了，胃口可而多饮水，不易流汗，舌淡白，显见心功能未回；目前女士晨起精神好多了，也不是那么怕冷，而其脉象是浮弦脉。老师认为再用四逆汤加减方，以四逆汤为基础加上白术、芍药、生地黄、泽泻、细辛、当归、木通等药（四逆汤与当归四逆汤的合方）。老师说这位女士大便情况尚好，但是体质是寒湿体质，先有湿再有寒，所以先祛湿再祛寒。倪师强调心的力量的重要性，心为"君主之官"，很多问题的最根源处是在心阳不足，我在后来看到倪师治危重症时也多是在这个思维上考量。

【倪师用药学习重点】

　　在《伤寒论》中，当归四逆汤的组成中有"通草"，但倪师特别提醒大家《伤寒论》中的"通草"就是今天的木通！今之木通，古书称为"通草"，而今之通草，古书称为"通脱木"。当知这其中的区别，不可混淆。

　　当归四逆汤可以强化血脉的畅通，改善局部小循环。于此观之，果然要用木通才是本方的功用发挥之重点所在。

☯患严重癫痫的"天使症"小女孩

第二位患者就是老师网页上一再提到的 Angleman（天使综合征，遗传异常所致的神经发育障碍性疾病，表现为智力低下、语言障碍及癫痫发作等）小女孩。这位年仅十六岁的小女孩，自小就得了癫痫，被本地西医诊断为 Angelman，其癫痫症状之重，连老师都说这是他生平见过最严重的！由于抽筋的强力缩引，小女孩不仅仅是五官挪移、四肢歪斜、四肢变形，甚至到了行走困难并肌肉萎缩的地步。据说初诊的时候，小女孩双眼珠都向上翻着，神志不清，口中不时发出如狼嚎般的嘶叫。她当时服用一种西药叫作 Clonazepam（氯硝安定），是由 Klonopin 公司生产的抗癫痫药物，这种药物的副作用就是会造成行走障碍，所以小女孩在服用后双腿跟螳螂一样，双膝盖几乎着地，只能用双脚尖走路，饱受抽筋之苦的双手也因严重变形而无法抓握，只能由妈妈牵着又提着般地左右摇晃着走路。老师对于长年照顾小女孩的母亲感到非常敬佩，面对这样的孩子，这位母亲这么多年来过着怎样痛苦的日子啊。之前看到老师在网络上写的这个案例，我就一直放心不下，在这个海外的一隅，古老的中医智慧，要怎么帮助这位可怜的孩子呢？

没想到在我第一次跟诊的第一天就有幸遇到了这位小女孩。

在多次诊治过程中，老师先采取了吐法，用藜芦甘草汤为基础方，再加上半夏、天南星等药来祛除其痰饮，并另外嘱用小建中汤和甘麦大枣汤以强健中州并安定其心神。用藜芦甘草汤吐后，小女孩的神智越来越清楚。当这对母女步入老师的诊间时，其改变真是很惊人，可以说和老师之前的描述相比是判若两人。只见小女孩是直着走进诊疗室，双腿可以直立，双手也没有再抽筋了，也不流口水了，神志当然清醒很多。要不是在之前看过老师的医案记录，我会觉得这女孩的问题还不算严重呢。

小女孩的妈妈表示女儿遭受的西药的后遗症很多，包括失眠、掉体重和抖动不止。妈妈出示了从网上打印下来的西药副作用，她清楚地知道老师会治好她的女儿，所以毅然停止了西药。这位白人妈妈多有智慧，她知道西药有不少副作用！比起今天后面来的一位华人，真令人觉得老师不治只相信西药的华人是有道理的。小女孩一看到老师就很开心，她主动要老师抱抱她。看到这一幕，我们不禁动容。这样的医患关系真是感人。

☯执迷不悟的肝癌末期患者

好吧，就来说说这位来自南加州的华人的案例吧。这位先生患的是肝癌，长期吃西药 Gleevec（格列卫）治疗，并使用到 50 单位的胰岛素。老师很不高兴这位病患混进来。因为他仍执迷不悟于西药的使用，这使得老师的治疗有很大的困难。老师给了他一个月的时间去停服西药，但他配合度不好。中医讲"男怕脚肿"，老师已经治好了他的脚肿，这说明中医正在救他，但他不去了解这个事实，反而仍在使用西药。可以看出老师的忍耐已在最大的限度了。老师要他回南加州去找张孟超师兄。我们看了他眼睛的肝区，可以见到他的肝区有很多破洞，他的胸肋上有蜘蛛网似的血丝（蜘蛛痣），老师说这是肝癌常见的现象。听说这位病患的大便已经有了很大的进步，脸上的黑气比一开始来的时候也要好很多，但是虽然中药令他很多症状都得以改善，他自己对西医仍有迷信，还是坚持中西药一起吃、中西医一起看。我们在旁边都替他感到担心。可怜，都走入汉唐中医了，他却没有坚持下去。

【倪师诊断学习重点】

对于肝癌，倪师在诊断上有一些特别的提示：除了在问诊上注意患者是否晚上一点至三点（丑时）会醒过来之外，还要注意眼睛的肝区若有白点就表示有可能会有肝癌、肝硬化。这时，同时检查脊椎第九胸椎棘突下（筋缩穴）会不会有压痛。重点注意：胆癌会痛，肝癌通常不痛，所以不易察觉，需要通过问诊、眼诊、压痛点触诊结合的方式去做判断。

☯患牛皮癣的年轻女生

这一天下午来了一位比较有趣的患者，她是一位患牛皮癣的年轻白人女生。牛皮癣是非常顽固的一种皮肤病，严重的时候全身会不断掉下皮屑，现代医学又称为银屑病，其实这不是真菌感染的一种皮肤病，而是由于体质所造成的。目前，现代医学在牛皮癣上的治疗效果并不明显，而中医却有一些不错的效果。这个病从外观上来看相当可怕，我在临床上遇到不少这样的病患，尤其是爱美的年轻女生有了这个病症会非常痛苦。

这位女生是第二回来诊。她对第一次治疗后的进步之大非常高兴。老师上次一扎针她当晚就好了很多，今天充满信心地来见老师。本来倪师诊断后认为要用麻黄加术汤，但此女生不太能发表，因为之前她用了大量类固醇治疗，于是倪师就用利尿的方式以五苓散来治，同时也用针灸来加强疗效。这是我第一次看老师用皮五针，这五个穴位分别是合谷、曲池、三阴交、筑宾、血海。在日后我的从医生涯中，皮五针是很重要的一组穴位，其不只对银屑病，对于各种皮肤病也很有效，尤其是对于荨麻疹有很好的效果——在发病初期的时候，甚至可以在留针二十分钟后一起针就令荨麻疹迅速消退。

老师在今天跟这位患者说了一句："May we are not your last hope but the first choice（让我们中医成为你的第一个选择而不是最后的希望）。"这是一句很深刻而发人深省的话。

我一直思考着老师的这一句话，如何让大家一有问题就先想到中医，而不是在西医束手无策之后才来"试试看"中医呢？我若有所思，老师下午见我有些呆滞的样子，可能以为这次硅谷来的人都先回去了只剩下我一个人而若有所失，就忽然说了一句"就趁着他们走了，我们就多说一些内容吧"。大家大笑。其实我是不太敢乱说话的，在此跟诊的有很多高手，甚至有中医学院的教授和看诊多年的资深医师，自己学医的经历可差太多了。我又一直想着老师的那句话，我呆滞的表情就是这样来的。

老师的诊所非常守时，下午五时一到，大家作鸟兽散用最快的速度冲出汉唐中医学院。佛州的阳光真的好强，在岛上到处都是碧海蓝天的景象，虽然南国之美令人想去海边玩，但是今天有一大堆的笔记要回到住处整理，于是我回到了人人都非常用功的宿舍，但一时网络又不通，没有一个人可以说话，真是闷到不行。后来用了同学的 Ethernet Cable（以太网络），总算是通了。我和家人用 Skype 通了话，看到孩子的笑容，想起了今天在诊所见到的那位天使症孩子，还有那位辛苦而伟大的母亲。

这是我走入倪师中医殿堂的第一天，就如同我入伍当天一样，都是一生中重要的一日。

在海角天涯的中医修行

每个跟诊日的早上，我一睁开眼都会笑出来，因为每一天都是充满了惊奇的学习旅程。

这天早上走进白虎厅，众同学都已坐定，又是充满学习挑战和乐趣的一天。

到了岛上我才发现自己的实力太差了。看老师下针时，同学们在笔记本上纷纷写下正确的穴位名称，而当时的我除了几个有名的大穴外，熟记的穴位并不多，可以说是没有好好背书，学是学过但忘记的很多。那时候我一边上班一边在加州的中医学院修硕士，针灸课也算认真用心学习，但毕竟临床少，不知临阵时所有的知识都要从心中流露出来而不能查找。一起跟诊中的很多同学都是老修行了，就像和我住同一个公寓的有一位来自台湾的陈医师，他可以随时背诵出《伤寒论》中的任何一段内容，各种中医典籍都是脱口而出，这真是令人望尘莫及，是我要学习师法的对象。和这些来自世界各地的高手一起修学，也鞭策着我要不断地努力、不断地提升，在这大西洋上的小岛上，似乎离尘世甚远，真的可以说是在天之涯、海之角。虽然是请了假来跟诊，还有一些家庭及工作的顾虑在，但我决心放下一切全力学习吸收，毕竟这是非常难得的机会。

　　这天一早，第一位病患是昨天来的牛皮癣白人女生。今天的治疗主要是下针，昨天已说她的皮肤好了很多，因为不再痒，现在晚上可以睡了。今天来看，皮肤好了更多，白皙的皮肤令这位女生看来更是漂亮，可以想见当她有全身干癣时会有多难过。这是我学习治皮肤病的开始，在之后会提到我自己女儿的故事，也是皮肤的问题。一般来说中医师比较不喜欢治皮肤病，除了皮肤病有时看起来真的比较令人不那么愉快之外，最重要的是皮肤病的复原一般比较慢，不像治伤科痛症，有时候用针往往就会立竿见影。皮肤病的疗程较长，若又遇到患者的耐心有限的时候，医生会承受很大的压力。

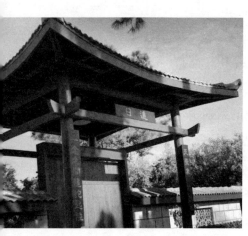

佛州汉唐中医学院的侧门"追日门"
（见文后彩图 5）

在诊间偶有一些小空当，老师总会和大家讲一些观念，听倪师分析很多现代医学之弊是非常具有启发性的学习过程。这天老师说到滥服维生素的害处，他说如果有人要念营养学博士，可以研究滥服哪一种维生素可导致哪一种癌症，那一定是很厉害的研究，因为可以让大家知道要停掉哪一种药。其实现代对维生素的研究已经有很清楚的成就，我们可以在日常的饮食中去摄取我们需要的天然维生素，并不需要大量且固定地吃人工合成的维生素，有时候身体代谢不及，尤其是脂溶性维生素的不当累积，对身体是有伤害的。

腹膜炎十五年的英国太太

这天第二位病患是老师之前提过的罹患腹膜炎十五年，但西医查不出来的那一位英国太太。她的腹膜炎被西医诊断为神经精神方面的问题。老师用大黄牡丹皮汤、大柴胡汤和附子薏苡败酱散等药，但视症状选取治之。目前，病患的小便淡白而宿便已通，老师说只要疼痛全无时就完全治好了。此人左右二手都是尺脉大于寸脉，表示有淤积，但应是寒非热，那就不是癌症。今天发现其足及耳的胆石点有痛，老师以汉唐十四号这个制剂来治。这是倪师治胆结石的制剂。老师解释过治疗的学理，我推想应是由四逆散的成分和海金沙、郁金、金钱草等药的组合。老师也告

031

诉大家检测自己有没有胆结石的自我诊疗法，老师说："自己检查还有没有胆结石很简单的，第一，晚上十一点到一点不痛了也好睡了；第二，右肋下方无压痛了；第三，小腿外侧之阳陵泉穴下一寸是中医针灸的奇穴名胆石穴，按压不痛了；第四，第十胸椎下指压无压痛点了，就表示没有胆结石了。"老师常强调我们要站在身体外面而看到身体里面，他的说明就再一次强调了这一点。

另外，这位英国老太太的原症用大黄牡丹皮汤（可收其腹部之湿）再加上薏仁和败酱草。因为她并没有燥热现象且无上热下寒现象，可以判定没有阴实（癌症）。我们可以看到老师在临床上判定阴阳的方式：正常的脉必须是寸大于尺而男右大于左、女左大于右，若反之则必须注意患者是否有阴实。

【倪师用方学习重点】

关于作用于消化道大肠部分的大黄牡丹皮汤、附子薏苡败酱散、赤小豆当归散、己椒苈黄丸的使用，老师有清楚的辨别，变化运用得宜则效力惊人。

大黄牡丹皮汤：去肠中的脓和湿，常用来治盲肠炎（阑尾炎），紧急发炎时效力甚大。

附子薏苡败酱散：肠发脓疡且已经发烫了，就该用此方，散剂很适合急用。也有把大黄牡丹皮汤合上附子薏苡败酱散来治盲肠炎（阑尾炎）的。

赤小豆当归散：慢性盲肠炎用大黄牡丹皮汤和薏苡附子败酱散合方，而真正破裂转成腹膜炎的时候，需改用赤小豆当归散。

己椒苈黄丸：便秘，同时有"腹满，口舌干燥"，腹诊时可听见有水声，代表"肠间有水气"，这时应使用本方。

【倪师取穴学习重点】

压痛点的诊治作用

胆石点：患者表述肝区痛，或从肝后方痛及肩膀，这时可按压患者的胆石点，如果胆石点有压痛及耳穴胆点有压痛，则表示有胆结石。

肾石点：太溪穴上面一寸至二寸的范围，可诊断和治疗肾结石。

耳穴心点：动脉血管阻塞时，患者会有固定点的心刺痛，在耳穴心点会有压痛。

三阴交：子宫卵巢有淤积时，三阴交会有压痛。

阑尾穴：足三里下一寸的位置，可诊断和治疗阑尾炎。

孔最穴：可用于痔疮的诊断和治疗。

第三胸椎下（身柱穴）：肺癌的压痛点。

第五胸椎下：脊柱的第五胸椎下有压痛，表示心脏结构有问题，红斑狼疮患者也会在此有压痛。

第六胸椎下（灵台穴）：第六胸椎下（灵台穴）有压痛表示血癌（白血病），代表奶水或精子逆流入督脉。

第八胸椎下（消渴穴）：可用于诊断和治疗糖尿病。

第九胸椎下（筋缩穴）：肝癌的压痛点。

第一腰椎下（悬枢穴）：淋巴癌的压痛点。

老师早上开玩笑说他要患者准备一个问题表来问西医："如果说我有肿瘤，那么这个肿瘤多久了？如果那么多年只长一点点，那么再长几年又如何？"老师说的时候露出一抹自信的笑容，他在临床上掌握病程自有一些中医的方法，只是当时我也说不出来，在后续的跟诊和学习中我才得以掌握。

在患者来诊的空当，倪师讲了青城派修身养性的心法，可以令人容颜悦泽、延年益寿。我在想老师的学问真如大海一般，每次这样随性地谈一下，都令人有惊喜的收获。老师私底下告诉我们，他大部分的时间都在读书、思考、整理临床上的验证，每天都把身口意放在上面，也就没有太多的时间和人交往，所以朋友很少，也没有什么交际应酬。是啊，老师都住在这个远离尘世的海上小岛了，外务可以说已经是降到了最低。除了看患者和带诊做教学外，他惊人的文字产出和最重要的《天纪》《人纪》《地纪》

的著述已然占据了他所有的时间。这种过人的耐力和定性，是成就大医的唯一途径吧。

☯患多发性骨髓癌和鼻咽癌的小学校长

这天，有一位重要的患者是自台湾来的一位小学校长，这位患者和我有很大的关系，原来他和我住在同一个公寓里。我们的公寓除了住着一起来跟诊的两位医师之外，另外一位就是这位患者。其实，每次到了倪师开放跟诊的时候，以佛州汉唐中医为中心，附近的公寓或宾馆都住满了来跟诊的学生和从世界各地来求诊的患者。本来我住的公寓主要是租给来跟诊的学生，但是一些来治病的患者也会住，公寓会比宾馆便宜很多。刚来的时候我们没有过多的交谈，我对他的了解还很有限。今天他走进老师的诊间，我才正式了解他是因为什么样的问题而求诊于倪师。

这位小学校长有多发性骨髓癌加上鼻咽癌。老师说他本来只是多发性骨髓癌，但是因为吃了西药 Thalidomide（沙利窦迈）后又得了鼻咽癌。这两年，他的身高从 175 厘米降至 164 厘米，一共短少了 11 厘米。这听起来有点恐怖，这岂不是像金庸小说《鹿鼎记》里面胖头陀的故事吗？在小说中，胖头陀本来长得又高又瘦，但是吃了神龙岛主的豹胎易筋丸之后，全身经络逆转而身形骤变，居然变得又矮又胖。本来看小说的时候觉得这真是小说家的奇异幻想，没想到现实生活中真的有这样一个药，吃了可以令人有这样大的改变。

老师说 Thalidomide（沙利窦迈）是一种中枢抑制的药物，本来在欧洲和日本作为抗妊娠呕吐反应药物而被广泛使用，但投入使用后不久，竟导致 Phocomelia（海豹肢症）畸形胎儿的出现，很多孩子生下来就没有手臂，Thalidomide（沙利窦迈）一度为此被禁用。后来老药新用，这款药变为"赛得胶囊"，以用来抑制癌症肿瘤血管增生而一举翻红。老师在他的网页上痛心地批评道："西药厂又在搞鬼，这种魔药已经害了上万人的双手成为小鸟翅膀，造成终生残废，现在又要继续害人，又要赚取黑心钱。"

这位小学校长请求了老师的友人帮忙，硬是在老师已经很满的诊务中挤了进来看诊。住了一个月之后，他的肿瘤已消了大半，现在二便正常、体力还好，略有口渴。

"他的左眼肾区呈三角形而不是正圆。"这时老师讲解说明其病情，"肾主骨，所以骨已伤。但现正好转。"我才惊觉说怎么没想到是肾的问题。老师用光照其眼睛，肾区（瞳孔）对光的反应不好，可见肾阳虚而造成阴实。在这位室友的手上我第一次摸到附骨脉，果然严重。他的脉一摸之下，浮取和中取完全没有，沉取到骨才有洪大的脉。

老师知道这位小学校长的骨已伤，于是用了当归四逆汤为基础再做加减。老师曾言凡遇骨中肿瘤，用当归四逆汤必效。当归四逆汤中是没有附子的，老师把生附子和炮附子合用来治其阴实。此外另有用到夏枯草、瓦楞子、络石藤等药以攻鼻咽喉部的肿块。还有阳起石，这是倪师的常用药，这是《神农本草经》中上经的药，是无毒可常服用以养生的药。老师在方中再加上阳起石来加强补阳的作用，形成了补阳去阴实的方剂结构。

这一天回到所住的公寓后，我才有机会和这位小学校长聊了很多。他说他以前也不相信中医，得了癌症之后他加入了一些病友会，不少人在一起分享治疗的过程。所有的人都走上西医规划的治疗过程，本来他也只有跟着做的份，但是他发现病友会中越来越多的病友一个个死亡。虽然这是在现代医学的统计范围内，但是他惊觉到如果这样下去，自己岂不是也只有无可奈何地走上同样的道路吗？吃了 Thalidomide（沙利窦迈）这个药以后，他遭遇的问题更多了。这时候朋友给他介绍了倪师的网站，他仔细研究之后，立刻踏上飞往佛罗里达的班机前来求诊。

"虽然有点迟了，但是总算找到了希望！"小学校长淡淡地说。校长勉励我要好好地在倪师这边学习，他一再恭喜我有这样好的机会。看着他在现代医学治疗下的苦痛，不忍之余也让我立下志愿，要把真正能够救人的医学好好学习并发扬光大。

【倪师用药学习重点】

倪师常说："生附子专门去里寒，炮附子专治表虚。"生附子是通经温里寒的，此经指的是全身的血脉神经的经，一吃下去，全身的血脉经络都会打通。炮附子专治表虚，表虚时毛孔打开、汗流不止就用炮附子。生附子和炮附子都可用于去寒，但生附子更有去阴实之作用！倪师进一步分析道，生附子可治心阳不足，炮附子专补肾阳不足。

于是，当水太过而侵犯心脏时，我们需要用炮附子强肾阳以制水，再用生附子强心阳之火。这就是倪师认为生附子和炮附子合用的时机！

倪师说仲景先师在《伤寒杂病论》中二者未合用，但倪师从理论推导出来之后加以临床验证，其效力宏大足以为治重症所专用。

老师的鼓励

　　这一次在跟诊之外，我也把花了近一年时间所做的经方专家系统呈现给老师看。事实上自从老师鼓励我们用新的科技来做中医的辅助诊治之后，我确实是花费了很多的时间精力在这个软件工具的开发上。虽然白天在公司做网际网络芯片设计的工作已经非常繁忙，但是每天下班后，我就立马开始着手编写这个软件系统。其实说来，一个硬件工程师要来写软件程序，这本身就是一个比较有挑战性的工作，再加上当时我的经方水平可以说是短时间用《人纪》密集培训出来的，居然夸口要承担这项工作，现在想想可以说是胆子不小。但是想到老师对于我作为硅谷工程师的期许，我也只有倾尽全力来做了。想不到在十多年后的今天，在一群非常强大的伙伴的合作下，我们会有问止中医大脑这样的人工智能中医辅助诊疗系统，它的实用性、精确度、临床疗效远远大于 12 年前我所开发的工具。回首往事，所走过的每一步都有它的意义，功不唐捐。有时候会想，要是倪师还在，他看到现在的问止中医大脑不知道会有多高兴，毕竟 12 年前经方专家系统这样的查找工具都已经令老师非常高兴、称赞不已。

那一天的情景是怎么样呢？我在日记中有这样的记录：

今天早上，在老师看诊中间的休息时间，当大家离开朱雀厅往白虎厅走去的时候，老师把我叫住说："你的程序写得很好。"这是老师这两天看了我写的《开发者手册》后说的。我告诉老师我想向他 Demo（演示）一下，老师很开心地说好。我的压力好大，不知道老师要怎么看。

之后我帮老师在他的计算机上装了这个系统，那又是有怎么样的结果呢？我在日记中记录如下：

早上老师在看病之余要我 Demo（演示）一下经方系统，长久以来的等待在这一刻终于实现。在我演示之后，老师对这个系统已经有了清楚的概念，因为他已读透了手册，很清楚每个细节，老师给了我一些方向：

1.剂量要做到现代化，他肯定地告诉我中国的老一辈药师说仲景先师所用一两是现代的 5 克。

2.出现峻剂时要打出 Warning（警示），必加上详细的说明，建议找就近的经方家看。

3. 以症状列单味药的功能很重要，非常值得做。

老师认为这个系统最大的功能是普及经方到每一个偏远的地方。老师说我们可以准备计算机加上这个系统并附上药箱去送给偏远地方的人。这样可以普及照顾没有医生可看的人。老师说这会是一大功德。老师也告诉我，如果有什么需要的资料可以找他，他会帮我们使用看看是不是有要加的地方。老师肯定地告诉我，我们经方救济众生的大业一定会成功的。"我们一定会赢！"老师如此坚定地说。

最后我鼓起勇气问老师明年我们的硅谷中医损友团全体是不是可以一起来。老师很高兴地答应了。他说我们这群人可以把更多中医科技的运用拿来和他讨论，另外可以一同来跟诊。哇！成功！大家明年准备一同来吧！中医损友团佛州学习之旅！

中医损友团，就是一群原本是学电机的工程师组成的中医修学团体。这是我在中医生涯中的重要伙伴。第二次的跟诊大家都一起来参与，那一次真是最棒的学习之旅，这在后文中会详述。

再回到跟诊的现场。

☯前列腺肥大的白人男子

这天下午有一位白人男子，他的 PSA 值（前列腺特异性抗原）过高，西医要切片，老师一查其脚的温度十分正常，并确定寸脉大于尺脉且无上热下寒。老师说他没有癌症，不用去找西医，并认为用汉唐六十六号制剂去解决一下手指干的问题就可以了。老师解释了在临床上如果患者前列腺有问题时，手指往往会干燥且粗糙。这六十六号方是老师用来治疗前列腺肥大的制剂，这还和老师的父亲有关系。原来老师的父亲在 50 多岁时，突然开始小便频数，量又很少，他很紧张。老师告诉他，上下班改用走路来代替，办公室与住家大约 4 英里的距离，于是老师的父亲每天穿着球鞋走路上下班，皮鞋留在办公室中，持续二星期后，小便大量排出，次数相对减少。目前老师的父亲居住在美国，每日上午及下午仍旧走路去超市，到了 76 岁仍从不间断，毫无前列腺问题，身体健康如昔。

老师解释了走路的重要性：

走路对前列腺问题有效的原因在于双足的血液流回心脏是靠小肠。由于小肠的热度很高，血液中的水分如蒸汽般热，下肢的压力自然会增加，就像蒸汽可以推动火车一样，强大的蒸汽压迫，使静脉中的血回流体内。而走路的动作不但可以加速腿部的血液回流，同时因两腿的交互走动，自然刺激到开始退化且失去弹性的前列腺，于是前列腺自然恢复正常了。

每天老师在早上和下午开诊之前都会有一个"会诊教学会议"，说明复诊的患者上次用药后的可能策略，也让后来的学生了解患者之前的情形和诊治思路。毕竟像南加州的陈正容师姐一样能够长期在老师身边跟诊的同门并不多。

治愈渐冻人

这天另一个有意思的患者是老师治好的渐冻人（Amyotrophic lateral sclerosis，ALS）。这是她第三次来诊。第一次老师用炮附子强其肾阳，第二次用生附子强其心阳。老师下午一开始在会诊教学会议上说今天患者来了之后他会处理其肺，具体而言是用麻黄发其肺阳。我心里还在想老师怎么会这么笃定病程的发展会是这样。这让人非常好奇并期待着下午这位患者的到来。

就在下午三时许，患者沿着汉唐中医学院的青龙厅和朱雀厅的回廊走了过来，她拄着拐杖，走得也不快，但听跟诊甚久的师姐说这位女士一开始还坐着轮椅呢！由于我没见到这位渐冻人患者之前的情形，所以眼前的这个情景并没有令我很震撼。

但是，患者走过来时居然在咳嗽。我的天啊！这真是太神奇了。老师对病程的掌握居然已经到了这个地步。这是仲景先师再来吗？我心中呐喊："我有可能有一天进步到这个地步吗？"说真的，我为自己的有限对比于老师的广大而感到无奈，也有一种开始体悟到更深层医道的快感。老师看完下午所有的患者后到白虎厅做说明。这是一个让人低回不已的下午，在成为真正经方家的道路上。

【倪师用方学习重点】

倪师在治疗渐冻人时会用茯苓四逆汤为基础。我们知道如果重症的患者阳虚严重，我们会直接用干姜附子汤来处理；如果同时有阴虚，我们就会在四逆汤里加上具有滋阴作用的炙甘草；而当阴阳两虚的情况非常严重的时候，我们会用四逆汤加上人参。当重症患者有烦躁现象时，代表水气往上冲，那是因为先用了人参补充水分，待身体津液补足之后，多余的水往上冒造成患者不适，这时候必须用茯苓把水往下消导，通过小便排掉多余的水。倪师治疗渐冻人，在这个基础上还会加上白术来帮助排除寒湿的工作，当然这个时候白术的量要比茯苓少一点，以确定水被消导去往下焦。

　　这几天跟诊下来，看老师开处方，慢慢地我终于了解到原来方剂的加减应用不在单味药的功用而在整个方剂和方剂组成结构之间的共同作用，把方剂中的药对分开去了解其中的作用模式，这是很高的境界。当时我就在想有可能在我们的经方专家系统上，再加上分析老师医案中用药组方的能力。这些构思在多年后的问止中医大脑中终于得到了实际运用。

　　一天的跟诊时间总是很快过去了，回到住处得花上两三个小时来整理满满的笔记。在充实的每一天，我渐渐忘却硅谷的一切俗务，整个身口意都沉浸在中医的世界里。我的心从一开始的不安，在渐渐走进经方大殿堂时沉入了一片安宁之中。

经方路上的伙伴们

　　也许有很多朋友都会觉得奇怪，为什么倪师在佛罗里达州的诊所要叫汉唐"中医学院"呢？

　　其实这里本来就是一间中医学院。原本老师创建这个学院是为了要在海外传承中医，而这所在佛罗里达州注册的学校是以英文教学为主的学校。后来老师认为这样的传承速度可能太慢，能影响的人也少。而且通过老师之前的文章可以看到，他还是希望把中医的精髓先传承给中华儿女。再加上后来他发现了网络的力量，才决定把《人纪》的传承透过网际网络影响更多的人。于是中医学院后来也就因为老师太忙而停了下来。师母曾经告诉我，当时老师常常到了傍晚冲回家很快吃个晚餐，又冲回学院做晚上的教学，下课后又投入备课的工作，非常辛苦。

　　我还记得在白虎厅的一角，还有当时学校布告栏的遗迹，上面有英文的课表和学校的一些公告事项。也可以看得出来有好几位不同的老师在这汉唐学院做教学。这也说明了为什么老师的诊所里有讲英文的当地医师，据说就是原来汉唐中医学院的学生。

想想这么多年前，老师就在海外努力地想把中医之魂保留下来，这真是不容易的事！记得老师的好伙伴也是他的大学同学杰克大叔曾经告诉我，他曾随着老师在早年到好几所美国大学用英文来告诉大家中医之美，可惜当时能够认识到老师深厚学养及功力的人真的不多，也许有一些种子播撒了出去，但是并没有蔚然成林。杰克大叔说当时老师初来到美国，看了美国的地理环境之后，决定来到佛罗里达州开疆辟土，因为佛罗里达州的地形是大陆向东南延伸出来，是美国国土上阳气最强的一个地方。而来到了 Merritt Island（梅里特岛）这个岛上，老师勘查了这个岛上的地理之后，找到了一块风水宝地，就决定在此建设一个纯中国式的建筑，也就是后来的汉唐中医学院！从此之后老师就一方面做教学传承，另一方面看诊济世，在当地人口中慢慢传开此处有一位医术惊人的中医师，也慢慢有一些从汉唐中医学院毕业的学生。在很长的岁月中，老师只是专心地整理《人纪》的教学工作，直到老师开始对外做《人纪》的教学，才慢慢地把影响力扩大出去。

在佛州汉唐中医学院跟诊期间，老师有机会得天下英才而教之，我则有幸因此结交了一些非常优秀的好朋友。

有一群同学来自南加州，其中有两位张医师早已经是《人纪》班的学生，功力非常深厚，还有二位师姐分别是陈正容医师和吴嫒婉医师，她们是最紧跟着老师身边的高手，每次老师开放跟诊，都让这两位过来。其中，陈正容医师是长期的"班长"，后来在南加州传承教学。另有台湾来的《人纪》班同学，他们的资料非常多，我认识了二位新竹的代表，将来可以有台湾的连线。南加州的同学多是南湾中医学院出来的，居然说很羡慕北加州的学习气氛。我很高兴地告诉他们有机会可以在加州交流一下，这加州面积很大，虽然都在加州但南北距离不小，大家也没有太多机会互动。他们说那就去拉斯维加斯吧！我想了一下发现那是在内华达州不是在加州啊？大家在白虎厅就高兴地讨论起来。他们在分析要去哪里比较好，如果风景优美，全家还可以一起去玩喔。

后来发现讲得太大声，各地来的同学们都投以注目的眼光，大家才停下来。我想一定有人觉得加州人太爱玩了。南加州的同学有人已经来了不止一次，他们连住哪里都有一套历代相传的模式。而新竹的同学不愧是台湾之精英，他们的组织严密而用功程度极高，从他们的一些资料来看，有很多高手在里面。我第一次跟诊期间，另有英国的小天才，法国的高手及老师在网络上说的作为北大高才生的那位生化博士。听说在我来之前连台湾的中医大学教授也来跟诊了。可以说是一时巨学硕彦云集，当年我只是忝列师门之末的新手。

这天早上，老师在看诊前和大家说明如何从面相上辨识小孩将来是否会夭折。下午会有小孩来，老师要大家注意。

眩晕的飞行员

这天，第一位患者是一位白人飞行员，他有昏眩的毛病。老师之前用苓桂术甘汤来治，效果甚佳。对飞行员来说，若晕眩不除，恐怕连工作都不保。本来他很担心，没想到在西医帮助很有限的情况下，中医可以治得这么好。今天来，他表示有大便不通的情况，经压痛点检查后发现他的肾和胆都有结石的毛病。老师说肾结石诊治的关键是在太溪穴上面一寸到二寸处有压痛点，一般肾结石在排出时会很痛，痛到大汗淋漓会哭，但能找到上述的阿是穴以后，针一下，那个痛马上就去掉了，老师说下针后患者会告诉医生："我感觉有东西在里面动，但是痛都没有了。"而有胆结石的人，在阳陵泉下一寸一定可以找到压痛点，这个点不但是诊断点更是治疗穴位，一针下去可止痛，更能产生排胆结石的力量。

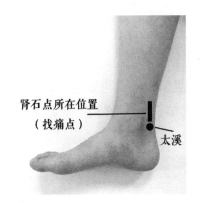
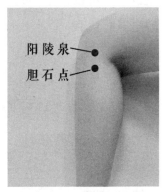

肾石点所在位置
（找痛点）
太溪

阳陵泉
胆石点

太溪上一至二手指宽处的肾石点　　阳陵泉下一寸的胆石点

　　之后老师又示范了特殊的诊断法——眼诊。见到患者眼睛的肝区有点，表示他有脂肪肝。这个白人的宝蓝色的眼睛真好看，细看之下青赤黄白黑非常分明。只是因跟诊的学生很多，所以要分三个批次来看，这患者真是好可怜，要被围观三次。只是来诊者大多是老师的粉丝，都愿意配合老师的教学。多年后我也有学生跟诊，这才深知来诊者愿意配合是不容易的事。

【倪师用方学习重点】

眩晕的成因很多，但倪师分辨不同的眩晕状况来择取经方时，条理非常清楚。下面我从当年跟诊的笔记中做归纳整理和大家分享：

苓桂术甘汤：中膈有水而造成的眩晕，往往起坐改变身形时晕眩会特别严重，倪师临床上用的是此方。

真武汤：如果遇到寒湿的人，他的脉比较细小而迟，口不渴而且胃口不好，脚冷且无力（《伤寒论》条文：身瞤动、振振欲擗地），那就是真武汤的治症范围。

小建中汤：脸色苍白、身体虚弱且四肢无力者，常会有眩晕的现象，倪师就会用到小建中汤来补虚劳改善之。

五苓散：如果口渴、小便不利，倪师会用到五苓散来去全身的水以治晕眩和呕吐。

泽泻汤：一旦晕眩时会眼前发黑，这就是所谓的"冒眩"，这代表心下有支饮，我们可以知道这是来自脾脏里的积水，这时使用的经方是泽泻汤。

葵子茯苓散：这是比较特殊的晕眩用方，当孕妇水气堵到全身，水肿而且小便难的时候，倪师会用此方。

☯大承气汤治乳房硬块

有一位白人女士乳房中有硬块，倪师以大承气汤治之已经渐小渐收。我知道这位女士有便秘可以用大承气汤，但是从来没有想过乳房中的硬块用大承气汤之后居然可以得到改善，我想同时跟诊的同学中有人也和我有一样的疑惑。老师看了一眼大家脸上的表情就针对这个用方做了解释，老师说更年期的人在乳房中有一些陈年乳块无法排除会渐成硬块，要以大便通畅来化之。

有时候来诊的患者会带给我们复习老师所教学内容的机会。一位台湾来的太太有心脏病，居然用热水泡脚，她说是西医叫她做的，结果泡到整个足部浮出一大堆青筋，大家都说那个西医生有多笨。任何一位汉唐经方学员都知道要用冷水啊！有一次网络上流传一篇报导，文中说"对于手脚冰冷的阳虚老人，寒冬睡前用温水泡脚，不仅能活血通络，更能促进睡眠"，但老师的做法正好与之相反，倪师说："老人睡前应该用冷水冲脚，这样睡觉时脚就会一直热到天亮。中医《内经》中强调寒极生热，就是指这个了。"

☯治愈尿毒症

有一位尿毒症患者，西医要他洗肾。这位患者今日复诊，这是一位西班牙裔的年轻男子。据他说之前已经准备开始洗肾了，结果友人介绍一定要先来看老师。今天来的时候，我们发现老师已经把他治得很好了，患者自述无论尿量或尿的质量都很好。看到这位先生脸上高兴的笑容，我们觉得这位先生是何其幸运，能在西方社会中有机会遇到中医大师，否则这位年轻人将来很长的人生会是如何晦暗啊。

老师在看完这位先生之后，完全不藏私地公布了治尿毒症的心法：首先，治尿毒症必先治心！老师强调要用到生附子！在治疗过程中要随时注意尿毒症的四大指征消了没有，这可以做治疗成功与否的根据。这四大指征分别是"是否小便正常、是否不再晕眩、是否能够流汗、是否脚已经温热！"当我快速地在笔记本中写下老师的心法时，老师另外再讲述了两个次要的指征以做参考，分别是"可久立"和"头发不会全干"。这是他多年面对尿毒症这类问题的心法。我们何其有幸在这次跟诊中就学习到了。

【倪师治尿毒症学习重点】

1. 治尿毒症先治心，要用生附子！

2. 尿毒症的四大指征。

　　（1）是否小便正常。

　　（2）是否不再晕眩。

　　（3）是否能够流汗。

　　（4）是否脚已经温热。

3. 尿毒症的两个次要指征。

　　（1）可久立。

　　（2）头发不会全干。

倪师桌上的那本书

在老师看诊的朱雀厅中，有三间诊室，而厅的中间是老师的计算机桌。

在桌上摆着一本看起来有点年代的书，有时候老师也会稍微翻一下作为参考。这本书引起了我们很大的兴趣。偶然看到这本书的封面上写着"方剂辞典"，这更引起了我们的好奇心。但是因为每次到朱雀厅跟诊时间都非常紧，而且谁也不敢去乱翻老师桌子上的东西，好奇如我真是有点难捺，到底是怎么样的一本书，老师会一直放在案头作参考翻阅呢？而且经过很多期的跟诊之后，相信很多学长学姐都知道有这样一本书，但是谁也没有直接问老师这是怎样一本书。

也许是我不断地望向这本书的举动让老师注意到了吧。这天早上，老师在看诊结束后走进白虎厅，他说："有个工作给计算机专家一下，这有一本我放在桌上参考的方剂辞典，你们看看怎么扫描起来，大家都看看。"经老师的说明，原来这是日本人平冈嘉言写的《方剂辞典》（日版原书名《方苑》）。这时大家居然全转过头来看着我。我只好硬着头皮接下来。这下可就麻烦了，出门在外，我并没有

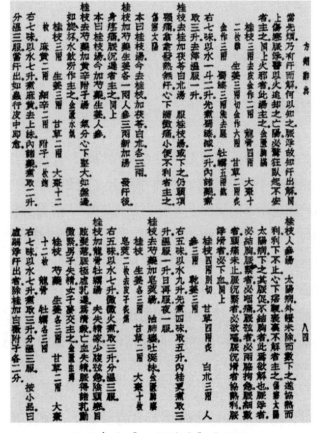

平冈嘉言《方剂辞典》内页照

什么扫描器之类的。在十二年前，手机拍照的效果也是很模糊的。这本《方剂辞典》看来很不错，这之中除了有仲景先师的经方之外，另有日本人整理的明代及后世在临床多有验证的方剂。这会有些线索吧！老师觉得这本书不错，我想我们可以有空来研习一下，如果有电子档，也可以做一本电子辞典什么的吸进专家系统里。后来有人在已经绝版的《皇汉医学丛书》里面找到这本书，扫描后传过来给我，可惜因年代久远且是繁体竖排，仍旧有许多看不清或错印之处。许多年后，由问止中医的小伙伴花费四个多月的时间，对照古书的扫描版，对这本平冈嘉言的《方剂辞典》做了精校，印刷成为大医小课的学习笔记，让热爱中医的大家都得以有机会学习这本好书！

大医小课精校版笔记

方剂辞典

平冈嘉言（日） 1811年（清）

☯五岁小孩的脑瘤

有一个白人五岁的小孩来诊，在中医方面十问多正常，只有大便都在午后（这是关键信息之一），他从下午开始会头痛，痛在前额两侧，头痛时会发热。眼诊惊见肾区不动，肾阳不足，肺区有粗大血管。老师说这是阴实而阳不入阴。小儿母亲说他被西医诊断为脑瘤，从确诊到现在已经有九十多天了，目前在考虑是否要接受手术。但白人妈妈有智慧，知道先来看老师。我想这个小孩应该有救。小儿为纯阳之体，但此儿有阴实不化且肾阳虚，老师的用方以炮附子、阳起石、巴戟天补其肾阳，用牡蛎、泽泻去其阴实。老师说二周内会有进步，不要去看西医！并且老师说这个问题是由小儿麻痹疫苗造成的。

眼诊是老师非常重视的一项诊断技法，也是临床的重要特色，透过望诊可观察到脏腑内部的变化，并且能够找出许多病机。眼诊涉及必要的临床示范，通过教学影片很难展示清楚，所以在跟诊的时候，眼诊是非常重要的一部分。老师通常会在白虎厅先把重点提示给大家，然后在临床上就着每个不同的例子来做说明。可以发现，眼诊可以和脉诊、问诊等其他四诊印证，会让我们的诊治更精确，所需要的不过是把室内的灯光变暗然后用一个白光的手电筒来观察整个眼睛的结构和颜色，可以说这就是倪师常说的"站在外面，就要能看到里面"的中医诊断特色。

我在这一天学到了：

● 眼诊：心区有白点→痰湿。

● 眼诊：肾区方面，老师重视受光之后肾区的收缩能力，收缩不好→肾阳虚。

● 胰腺癌→全身都热。胰腺癌患者若无恶心用桂枝汤加减，有恶心用小柴胡汤加减。

● 胰腺炎→局部会热。

● 上牙痛：大肠经。

● 下牙痛：胃经。

● 各种皮肤病：血海穴。用蝉蜕、蛇蜕治脱皮，用连翘、金银花治皮肤痒。

● 手掌皮肤干→ PSA（前列腺特异抗原）会很高。

晚上欢送两位将要离开的同学，来自各地的同学们聚在一起，有趣而温馨。素日跟诊时，大家是很严肃的，一方面老师认真严肃的态度感染着每一个人，另一方面每天面临的多是生死一线间的重症患者。周末大家都放开了一些，在一位同学住的公寓里，大家聚餐煮些美食来分享，轻松地说说笑笑。有些已经开业的师兄姐分享着开业的种种甘苦，这对当时还是工程师而初学中医的我来说是非常有兴味的一个话题。如何在大部分人以西医观点看待健康问题的现代，用正统中医来帮大家维护健康，可以说是相当不容易的一件事情。大家在言谈中虽然都带着笑意，讲起来也非常轻松有趣，但是可以看出个中有非常多的艰苦和辛酸。多年后我才转行成为全职中医师，回想起当时所听到的，还真是不免一番感慨。此外大家也就天南地北地聊着。我们喜爱的二师姐雅晴班长居然模仿起台湾的名人，大家都快笑疯了。

桃花岛上的周末

周末，老师偶然私下聊天时提到经方教育的重要。我和他提到我们北加州中医损友团的师兄弟要在中文学校教小朋友中医课时，老师笑得很高兴，他直说："这是大功德！"倪师一说，我顿时不好意思起来，因为这还在准备中啊，忽然就接下了伟大的教育使命了，呵呵。有台湾来的《人纪》班学姐知道此事，就说要帮我问问台湾小朋友中医教学的资料，希望可以拿到。老师很重视中医的教育和传承，如果没有办法把最正统的中医传承下去，民国初年要废除中医这样的事就会一再发生，国家和民族的命运就会断送。老师认为，让我们的孩子有文化的自信和认识是最基础的工作。

周末两天没有跟诊，除了休息就是和大家联谊一下，交换各地的情报和资料。倪师周六早上邀大家去他家玩。本来我应该要把握机会去的，但是我没去！有人一定觉得我好大的胆子，居然拒绝。哎，主要原因是去老师家的活动是——钓鱼。身为吃素的佛弟子，我怎么能参加这样的活动呢？虽然很想去，但在这一点上只能说道不同不相为谋了。后来第三次跟诊时才有机会去老师的家里玩，才知道那真是很好玩的地方。老师家的后院就对着海湾内的水道，可以直接划船出去玩。可惜出发那一周遇到飓风，我的航班延迟使我没有赶上和诊所的杰克大叔出海去玩。听说坐他的船出海玩非常有趣，有参加的同学说可以看到海豚在船边跳出水面来嬉戏，更有非常巨大的海牛在清澈的海水中漫游。汉唐中医学院所在的 Merritt Island（梅里特岛）和近旁的几个小岛由一些水道分了开来，海天一线，椰林白沙，景色非常美丽。这也是美国非常受欢迎的度假胜地，南国风情十分迷人。很难想象传统而充满智慧的中医殿堂"汉唐中医学院"就在这个海上的岛屿上。

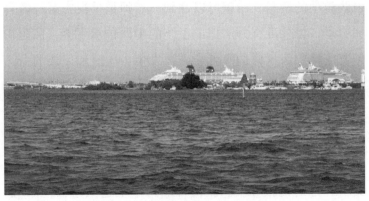

佛州汉唐中医学院附近海域

因为我来自加州，算是比较了解美国而且还有租车，行动力比较强。周六早上我就先载要返家的同学去机场坐飞机，再载同学去 Epcot（狄斯奈世界的未来世界）玩。其实这是我第三次来这里玩，可以说有点腻了，但就是和大家联谊一下吧。

有一位台北的洪师兄学养很丰富，对经方的体会可说如刀刃一样锐利，学养可说是深不可测，他更是一位真正的计算机（精通 Unix 的 Kernel）专家。由于他也是吃素的佛弟子，我们在感觉上更增亲切。他也给了我一些在计算机辅助中医诊治工作上的建议。

另一位南加州的张师兄，本是台湾的西医，后来成为南加州的执业中医师，是倪师在南加州的两个重要弟子之一（另一位是名医张孟超师兄）。因为这两位都姓张，我们称其为仲景本家。经过这两天的相处，我们也成了很好的朋友，这是未来经方家道路上的伙伴啊！我们三个人在周日一天都在一起讨论学习心得，分享着经方的修学及临床经验，真是充满学术味和兴味。经过和他们聊天我才知道自己的肤浅和不足。

周日到了傍晚，我去 Merritt Island（梅里特岛）的海边玩。海水很清，平坦的沙滩非常广大，炎热的天气让海水在傍晚显得很温暖很舒服，赤足走在水里，看着高阔的积云一朵朵地飘在天上，这种海的气氛和加州有很大的不同。和南加州及台北的同学走在绵长的海滩，谈着经方的发展及中医的未来（其实是各种八卦），远望着海上的船影，很是愉快！

周末之后，又有怎么样精彩的案例在倪师的带领下等着我们来探讨呢？晚上躺在床上听着南国的海风吹拂过椰子树的声音，思考着已经学习到的精彩案例，不禁觉得自己何等有幸，就带着微笑在这海岛上入睡。

每一个医案都是一次传承

在汉唐中医学院跟诊时，每天早上老师都会利用看诊前的时间和大家做一些分享教学，有时也会谈一谈其他的话题，这是每天早上非常精彩的师生互动时间。这天，老师早上一来心情很好，和大家分享了他在国内找《地纪》资料时的照片。老师说明了一些堪舆上的有趣问题，也出示了他找到的函谷关古迹的照片，现在一般人看到的是后来再建的假古迹。老师还出示了潼关最后的遗址，千年不坏直到民国时期被人为破坏，这是蒋介石做的坏事，老师骂了一下。

多年葛根汤证的案例

早上来诊的是一位华人男子，他从佛州搬到北加州受了寒，结果有葛根汤证两年了。"项背强几几，无汗恶风"

且又有浮脉，这是很典型的外感太阳病。老师诊罢，就笑说"北加州是什么烂地方，快搬回佛州吧！"大家都笑得很高兴，我则脸上发窘。这位先生一直以为自己得了癌症，但脉浮而晚上并未发热。这个人后颈有肿块，西医说他是Fibromyalgia（纤维肌痛症），老师听后冷笑，说其寸脉大于尺脉，是很正常的，而真正的颈项瘤都是从阴侧（就是脖下至两侧的部位）生长，阳侧的都不是。这是一个很典型的案例。想到一个葛根汤证还要飞过美国本土来找老师，我就觉得不容易啊！但这位病患一直觉得自己是癌症，加上被西医的病名一恐吓就吓得不得了。若非找上中医，可能后果会很严重都说不定。

☯全身关节痛和 20 年失眠的案例

今天另一个典型的案例是一位下午来的白人男子，五十一岁。他是全身关节痛，典型的"风、寒、湿"三痹的例子，其手掌红而且有二十年的睡眠问题。他夜晚会盗汗，有"火烧心"的症状（代表胃液逆流）。这个人吃了很多西药，安眠药、抗忧郁药、消炎药……

在这个案例的治疗中，老师用桂枝芍药知母汤去掉麻黄（麻黄会影响睡眠）加上龙骨、牡蛎（安其情绪）合旋覆花代赭石汤（治"火烧心"）。患者走路时，可见其关节真的很痛，老师想了想决定扎针。这患者的关节已经硬得不得了了，老师只好用 28 号针，先下"膝五针"（鹤顶、2 个膝眼、阳陵泉透阴陵泉），再下三间透后溪，再下商丘透丘墟。老师下针很快，间不容发，一气呵成，我看得都傻了。

【倪师用方学习重点】

有关湿的病症，老师的治疗有非常清楚的层次，如下是处理湿的问题很重要的心法：

1. 湿在皮肤表面上：麻黄加术汤。

2. 湿进入肌肉：麻杏薏甘汤、白术附子汤。

3. 湿进入关节：甘草附子汤。湿严重且造成关节变形：乌头汤、乌头桂枝汤。

4. 湿进入血脉、血管的外围：防己黄芪汤。

5. 湿进入血管里面：桂枝芍药知母汤。

【倪师用方学习重点】

桂枝芍药知母汤常被经方家用来补虚治湿于同时。倪师在《人纪》中针对桂枝芍药知母汤特别指示其中生姜运用的重要性！

倪师在《人纪》中曾有说明："开立桂枝芍药知母汤处方时要记得，要重用生姜，平常我们生姜两片就好，但是在这个处方中生姜要加重到五片，因为生姜到了胃里面去以后，生姜产生的热是散开的，不像干姜是温中。这里是要把胃里面的胃阳散到三焦网膜上面，所以须重用生姜。"

【倪师用方学习重点】

旋覆花代赭石汤是经方中治胃虚痰浊上逆而噫气频作的方剂。但倪师在临床上用来治胃酸反逆（英文 Heart Burn），效果很好！

☯用吐法治乳腺癌老太太

老师今天又大胆地用了一次吐法。这位白人老太太眼睛的眼袋部分（脾区）是红的，血无法入眼。通过眼诊也可明白看见肾区外有一红圈，老师说她有痰饮，其病在上焦。她本是乳腺癌患者，在用大承气汤加减治疗后保持大便通畅，现在乳腺癌已经好多了，现老师改用小承气汤加减加上四物汤，同时另加藜芦催吐。老师另下针合谷、养老、攒竹并用阳白透鱼腰。此人因肌肉紧张，不可下睛明。老师说很可惜，本来睛明是最有用的。仅仅这几天，我就看老师下了三个患者的睛明穴，速度又快又好，也没有瘀血，听说是起针的人做得很好。老师说睛明穴在起针时尤其重要，如果不能保持起针和进针的方向一致，这针就会像一把刀把微细的血管划破，患者就会成为熊猫眼，要一二周才会恢复正常。

之前有一位师姐来跟诊时，因为同门起针时的一时之误，结果一只眼成了熊猫眼。她把照片寄出来，大家看了都觉得好笑，好像是受了家暴一样。结果今天我就遇到了把师姐变成熊猫眼的那位来自南加州的 Marc 师兄。哈！原来凶手在此。

【倪师用药学习重点】

藜芦：形长中空而似葱，这是一味催吐要药，主风痰上塞，吐一切恶物。倪师说此药可以"把血脉、神经、筋脉上面的痰排掉"。

☯吃降血压降血糖西药十年的老太太

另有一个案例，这是一位讲广东话的老太太，她吃降血压和降血糖的药有十年了，近两个月每天凌晨三时前会醒来，五时之后才会入睡，下午三至五时必要睡午觉。其舌头前面很红。眼诊是肝区有白点，肺区有白点而且肾功能不好（指眼诊时瞳孔对光的反应不佳）。老太太容易出汗并会盗汗，上焦虚热，而其脚已经肿起来了。老师认为她再不治一年后会患肝癌！倪师在《人纪》中提到晚上持续定点起床代表脏腑阴实的现象。晚上十一点至一点是胆，一点至三点是肝，三点至五点是肺。

今天另外学到了：

1. 治肺先治肝。

2. 足不冷不用生附子。

3. 用炮附子去关节寒湿。

4. 多梦、梦到故人：阳虚，用龙骨、牡蛎。

5. 多梦、梦到火灾：心有问题。

6. 多梦、梦到水灾：肾有问题。

7. 气虚：用黄芪。

8. 表虚：用炮附子。

9. 有时候要让患者知道只剩我们这条路可以走。

整理老师一整天看诊时的医案是我们作为跟诊学生的一项重要工作，也多亏了有这么多的同门仔细地记录诊断的过程以及用药的细节，甚至于每一诊患者的变化，这就留下了老师在看诊过程中非常珍贵的教学记录，可以作为大家日后临证时的指南。当然每个人都要承担一部分的工作，所以每天看诊完之后，大家交换补充各医案的细节，分配工作后大家回去打字记录。班长指定了一大本医案要我写，我还真是感到有些吃力。但这个工作很有意义，毕竟每一个医案都是一次倪师的传承，我必须努力完成。

望之俨然，即之也温，听其言也厉

夜里下了一场大雨，开着窗，我被灌进来的雨叫醒。热带地区的雨，虽然在子夜，却有令人振奋的感觉，那是一种近于故乡的气息。好久没有那样的感觉了，在热带的夜雨里。

早上，看到老师教授的四个诊断心法，至少我在《人纪》教学影片中没有听到老师强调（在教学影片中，老师有说明但没有强调这四个诊断心法在临床上是如此重要）。

第一个是老师在观察重症患者时，必会去感受手掌背和手掌心的温度差别，再去比较手掌心和额头温度的差别。正常人应该是手掌背比手掌心凉，额头比手掌心凉。

第二个是如何判别肾阳的恢复情况。当手足已温，可以看看大便情形。如果一天要二次大便以上，还要再补肾阳；一天一次大便，若在午后，需继续补。一天一次，若在一大早，表示肾气已回。肾主二便故也。

第三个，如果患者有阴实，则午后及晚上睡前会燥热。

第四个，见胆有问题的患者，大便正常表示胆汁没有堵到；若堵到，则大便是白色的。

另外学到的一条是，大便次数多的人可用肾气丸，大便难的人可用六味地黄丸。

患胆囊息肉的工程师

早上有一位患胆囊息肉的病患，他是台湾新竹来的一位工程师，西医要他做手术。我对这个案例很感兴趣，因为我的书法老师张教授也有胆囊息肉的问题，西医的说法也是一样。在早上的患者里，胆囊息肉虽属轻症，我却格外用心来听。他的大便一天二至三次（肾阳不足），胃口好，偶有恶心，口渴，喜饮冷。其右肋下痛，一般可猜是肝或胆的问题，但因凌晨一到三点睡得很不好，可以认定是胆的问题。老师的用药让我有信心知道此病要如何治，而且不用去做手术。这是有关胆的阴实问题，倪师用四逆散和旋覆代赭汤的结构，另外以五倍子、海金沙去实，加上半夏强化去恶心的力量，最后再加上补肾药如熟地黄、补骨脂等。

☯阳明燥热的肥胖男子

早上另有一位复诊的白人男子，他是阳明燥热的经证。这位先生非常肥胖，他进门时显得门有点太窄了些。老师在白虎汤中用了七两的石膏，患者的燥渴不适大有改善，非常高兴。老师告诉他不要再买衣服，等治好后体重减下来再说。这次我对减肥又有一些新的体会。"阳明经证"本来只是在教科书上的名词，但在跟诊的过程中是可以看到的。能做到对石膏的大剂量使用得心应手才能称为高手。和我同住的两位师兄是非常用功的中医师，其中一位师兄就曾经跟我说，只有能够完美地驾驭"麻黄、附子、石膏、大黄"的中医师，才有可能成为临床上一线的高手。

一天内来看诊的患者相当多，一下午我就见到老师扎了三个膝五针。但和昨天那位膝盖硬到完全扎不进去而要用28号针的病患来比，老师都给今天的患者很快地扎好。老师要我们注意这位膝盖极硬的病例，明天他会回诊，届时会分析他有什么不同。

今天有一位因为吃过咸而膝肿的患者，这告诉我们当肾为过咸所伤之后的问题，又有吃过甜而落发的患者。老师花了好多时间向患者说明饮食的正确观念，看老师一再苦口婆心地说明，就觉得教育普及的重要性。如果人人都有正确的饮食养生观念，天下为病痛所苦的人会少很多的。今天早上有机会帮老师装"经方专家系统"，老师和我聊了很多他济世的想法和计划，我觉得老师之所以能成为当代的大师，不只是妙手更是仁心。大家都很敬畏老师，但老师对学生的严厉也是有名的。在我前一次跟诊时，学生里面有一位来自北加州的师姐，当老师上课的时候，她打断了老师的讲话，用一些西医的观念来阐述她自己的看法，当时老师直接把她赶走，叫她收一收东西直接回加州去。这成为跟诊学员中广泛流传的故事。后来我问了这位师姐，还真有其事。我认为老师是很慈和的人，但学生观念难改时，老师就会用教育"童蒙"的方式来启迪，老师骂西药厂时是"金刚怒目"，我们可以体会到什么是"望之俨然，即之也温，听其言也厉"。

佛罗里达州地处热带，气候和我的家乡台湾非常相近。热带的午后阵雨气势非常惊人，明明早上还是艳阳高照，到了下午就忽然间乌云密布，然后就开始下起滂沱大雨。那种气势和场面，不是身处热带地区的人很难体会得到。而在下雨之后，整个大地好像经过了一场甘霖的洗礼，显得清新而又充满着活力！今天下了好几场大雨，我和一群同学在白虎厅及朱雀厅前看大雨直泻汉唐中医学院的中庭，总觉得这一段"共砚之谊"是何等珍贵。那种暑热中的清凉，振奋着每个经方学子的心。我会永远记住这一幕情景。

　　晚上接受南加州同学们的邀请去吃晚餐，聊了学医的种种事情，大家都从加州来，很高兴认识这几位未来的"仁医"。其中最有意思的是陈正容医师，她后来成为南加州有名的医师，她的义诊和传承教学都非常成功，受到很多人的景仰。她跟随老师的时间很久，只要有老师在佛州开放跟诊，她就一定飞到佛州跟在老师旁边，所以她有最完整的第一手资料，她是我经常请益的前辈。她提到了她在临床的经历，分享了她遇到的急性心脏病的患者，整个情势相当危急，她用了老师所传的心三针，也就是天突、巨阙、关元三穴。针后患者好像还有一些痛苦，她就立刻扎了老师特别嘱咐的第十胸椎下。患者忽然间吐了口大气，说"非常舒服！"心脏的刺痛整个和缓下来，人也轻松多了。她说如果只用心三针的效果会不够，老师画龙点睛的妙笔是下针第十胸椎下，这对救治急性心脏病非常重要。她勉励当时还是初学者的我，要把每个细节都要掌握到，这样才会成为一位优秀的医师。

我的三大"白目"事件

"白目"这两个字来自闽南语，意思是形容一个人搞不清楚状况、不识相及乱说话等等。倪师的家庭虽说是来自江浙，但他从小在台湾长大，闽南语讲得其实不错，他就常用"白目"这两个字来骂人。

我在第一次跟诊期间就做了三件可以说是非常"白目"的事，后来一度成为众同门的笑柄，想想还是一段有趣的回忆，就非常"白目"地和大家分享一下。

第一件事可以说是很不好意思的事。老师在试用"经方专家系统"时说医案的存档有问题。我回住处立刻检修我的程序代码并排除了这个问题。第二天早上帮助老师重新安装设置我的新程序时，U 盘一放入老师的计算机，只听到老师的计算机发出一声"发现病毒"，老师笑着看着我。我当场脸上一红，老师马上跑去白虎厅告诉大家：

"有毒！"

这下真是糗了。明明有装防毒软件，居然会有计算机病毒。台北的洪师兄说："你用的这种防毒软件真是不行的东西。哎！你居然向倪海厦大师下毒，胆子不小啊！"是啊！想想天下敢向倪海厦大师下毒的人不多吧。我一时不察居然做出这种呆事。幸好老师心情不错并未怪我，否则明年硅谷的人说不定就都不能来跟诊了。此其一也。

第二件事情也是非常的糗。有一天同学们邀请老师去外面吃自助餐，我当时正好有事情没有参加讨论，不知道这是大家出钱来请老师聚餐，还以为是老师请我们吃饭。结果吃完饭后，我非常白目地去大声谢谢老师请我们吃饭，老师虽然一开始有点尴尬（事后人家才跟我说老师的表情），但还是高兴地笑了笑，就叫杰克大叔去付钱。事后班长跟我讲我才知道我帮大家蹭了老师一餐。

我们去汉唐中医学院跟诊，除了机票食宿自理之外，老师不另外收取任何学费。所以每一次大家都会请老师去吃饭，没想到我搞不清楚状况，这下真是广东话说的"大镬"了（意思是"很严重，很大的锅"）。事后我鼓起勇气跑去跟老师道歉，我简直不敢抬头正面看老师一眼，但老师笑一笑说："没关系，大栋能够来佛州我特别高兴。小事一件！"老师适时化解了我的尴尬。我虽然感到很惭愧，但心中觉得非常温暖。这件事也在同门间传为笑柄。

无三不成礼，没想到我又发生了一次白目故事：跟诊的某一日，我不知为何脚上有一块破皮擦伤流下血来，本来只是问班长有没有药可以涂一下，谁知雅晴师姐在老师看诊的中间时段就和老师说大栋身上有问题。本来我们只是想跟老师说要用诊间的"汉唐红"来涂一下，哪知道老师一听以为我有什么大问题，马上站起来关心我的伤。结果同学之间传成有人受伤，于是大家也围上来看看，老师仔细看了我的脚后笑说："这是被蚊子叮到，然后你自己抓出来的嘛！"我想一想就说："有可能喔。"大家狂笑之下，我红着脸请班长帮我在诊间涂了药，果真疼痛立消。大家都说全世界范围内，因为这种小毛病就要惊动倪海厦大师亲自来看诊的白目大概只有我了。这是继天下唯一敢向倪海厦大师下毒的白目故事之后的又一经典之作。当时虽是糗，但也可以感受到老师爱护自己学生的那种关爱之心。药是温温的，心是暖暖的。想到当年师生相处的种种细节，我的眼眶又忍不住湿了。

医之大者

一夜大雨，早上起来又是多云的日子。下过雨的桃花岛真是舒服。如果常年如此，住佛州有什么问题呢？喔！说着说着又下起了雨。但在这里，雨后会立刻出太阳，天上有各种形状的云，在海天一色的高阔天边变化万千，也是大观。

这天早上，老师之前在案例说明中提到的那一位关节有很大问题的白人患者来了。这是一个比较特殊的案例。他的关节非常地硬，老师说不同于一般的风寒湿三痹的患者。老师必须用 28 号针才可以插入其关节部位。他并无上寒下热的现象，全身外表都很热，但是自身的感觉是冷的，早上也不能阳起。老师说这种例子很特殊，非癌症也非渐冻人（其行动无问题），可能是吃西药造成的。因为患者吃百忧解（Prozac）后来治失眠，这让我想到在硅谷，我们社区有一位女士也是听从西医吃百忧解（Prozac）后来治失眠，后来问题很多，是听了同门的廖明煌师兄的劝告并接受了他的医治才停止服用西药的。

　　班长雅晴师姐指派了一大叠医案给我，一共有十二张，现在规定都是作业要在三天内交出来。天啊！比上班还累。我开始后悔告诉她我中文打字很快，还曾经在职业学校教计算机打字。跟诊期间，不要说你很会打字啊，这将带来很多练习打中文的机会！但我也觉得有幸亲自参与记录了不少医案。

　　下午有一位老师的老病患来。这是一位八十多岁的白人老太太，她的故事令人感到不解。她有两个女儿，一个女儿带她来汉唐给老师看，另一个女儿带她上西医院。这是一位很有智慧的老太太，她坚持不想看西医。我想，她太了解西医院了，接下来被要求定期检查，否则健康保险不能继续。她下周要去医院，感到很害怕，老师花了很多时间安慰她。上次她来是因为昏眩、心动悸和吞咽困难。她说喝了老师上次开的药之后每一次都令其 Stronger for 10 hours（强壮 10 小时）。老太太很怕老师回台湾，她对老师有很强的信任和依赖，对此我们清楚可见。老师看着老太太的耳朵告诉我们，像这位女士这样的耳朵是长寿之相。

☯治黑人女性的乳房硬块

　　另一个有意思的案例是一位黑人女性，她的乳房硬块在老师的治疗后现已消失，现乳房已经恢复松软。老师治好的这类案例很多，他在治疗乳房硬块的时候喜欢生附子和炮附子并用，他今天特别解释："我们都知道炮附子本身可以敛汗，在《伤寒论》中说'太阳病，发汗，遂漏不止。其人恶风，小便难，四肢微急，难以屈伸者，桂枝加附子汤主之'，这其中的炮附子就是解决'发汗，遂漏不止'的！用了炮附子就好像把身体围了起来，生附子就像是一颗深水炸弹从里面炸开，服药后有时候乳房的硬块可在一两天内就会变软！"而从患者的自述中我们看到真的是如此。我知道有很多中医大师都很会看病，但是愿意像倪师这样让大家在旁边长期跟诊而无所保留的并不好找，我有幸能够从这些来诊者的身上看到老师惊人的医术展现。这些治重症的心得，都是老师长期不断地和重症奋斗的结果，我们却能够马上就学到，每天都觉得收获满满，每天都觉得感恩！老师要求我们要努力，让天下的妇女都可以不再受乳腺癌的威胁。老师说这个话的时候坚定又慈悲，身在朱雀厅的我只觉得身心踊跃。

　　每次跟诊，都有三十至四十个学员过来。除了看诊跟讲课外，老师平常跟大家互动的时候都会让大家比较紧张。大家都很敬畏老师，生怕一不小心会被老师赶走。但老师特别喜欢和我聊东聊西，他老说喜欢比较活泼比较"皮"的学生。

"大栋就是这种类型！"老师曾指着我这样说。

有一次大家一起去吃饭，老师和师母也去。回程的时候大家分配车辆共乘回去，那一天我正好没有开车，本来想要赶快找同学的车坐回去，但是大家都找好了自己的座位，看来是没有人敢去坐老师的车，我只好硬着头皮上了老师的车，大家也许觉得这有什么好怕的。但有去跟诊的学生都知道老师的威严，这不是外人可以体会的。没有办法，只好由我这个"白目"学生上了老师的车。回程坐老师的车，车上有冷气，但我居然一身大汗。嗯，我很紧张就是了。老师在车上又说了一次我们的程序写得很好，要不断优化让它更实用！我的压力一时变得好大。这时师母说了一些家常闲话，气氛才缓了一些。老师有时可以说是很严肃的。老师又问我还要多久才会从中医学院毕业，我非常小声地说大概还要三年吧，这时候我觉得非常心虚。其实我是为了要能够参加这一次的跟诊才去学校念书的，因为老师一开始的跟诊只开放给已经执业的中医师，最后稍微放宽让在中医学院念书的学生也可以参加，而我一个工程师是没有资格的。为了能跟诊，我只好在业余时间到硅谷的中医学院念个学位，就是为了能够来跟诊。现在想一想，要不是老师当初有这个规定，我可能只是一个业余的中医爱好者罢了，并不会走到临床这一步。老师就像我在中医路上的一盏明灯，总是引领着我不断向前。当年，桃花岛上的一天在忙碌中总是过得很快，每一天都很充实也很愉快。当年我就发愿走出桃花岛之后要尽快充实自己，希望自己有一天也能真正地救助需要帮助的人，让他们如同在老师妙手下，都能充满信心地在世上快乐而有尊严地活着。

当时坐在老师的车上，心里对老师的感觉就是一句话——医之大者。

菩萨之心，金刚之相

正式拜师的这个早上

佛州桃花岛的天气是清凉的，让我们一大早的精神为之一振。第一次跟诊的最后两天希望能有机会再挖到一些宝。

在我来跟诊之前，北加州一位在我之前去跟诊的师兄告诉我，他有正式地向老师磕头行三跪拜礼，我一开始还有点惊讶他居然这么尊崇古礼。但是我一直觉得我只是老师的学生之末，倪师是我的老师，这点我从来不怀疑，但是一开始还真的没有想到要正式磕头。

就在第一次跟诊的最后时日，这天老师要我到朱雀厅里来，主要还是找我聊聊他对于经方专家系统的一些想法，他再一次提到，如果有了这套系统我们就可以把经方救世的福泽带到每一个偏远的地方，让每一个使用它的中医师都是医术高超的医师，自然可以造福那一方的百姓。

就在老师讲话的时候，不知如何我的眼眶就泛了泪，我立刻想起来师兄跟我讲的这件事情。我忽然间跟老师说，可不可以让我向老师行磕头跪拜的大礼，老师有些惊讶，但他看着我还是点了个头，我立刻向老师行了大礼。在我心中，老师是我在行医这条路上的明灯，老师把我扶了起来说："大栋是虔诚的佛弟子，一定能够做得很好，我很高兴。"

这一切是这样自然和感人，这也代表了我对老师的感恩之心。要不是有倪师的号召，我也不会走上中医之路。我是个师门中的小学生，天资不高也没有深厚的学养。感谢老师给了我这么多的鼓励和支持！

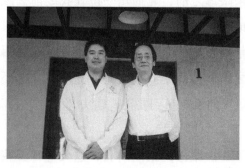

我与倪师（右）在朱雀厅前（二）（见文后彩图2）

☯阳盛阴自回

　　早上有一位月事多年未来的女性，老师已着手开始以热药将其身体热起来。老师说她的阳已回但阴未全然回来（阴虚），老师强调的是"阳盛阴自回"。这是他在诊治时的一个重要心法。在元明清之后，滋阴变成了中医一个非常重要的诊治重点，但是倪师特别强调补阳的重要性。我们都知道阳是身体的功能和能量，当身体的功能和能量恢复到一定的程度之后，身体就会开始把现有的缺失赶快补救起来，而不足的阴液也会因为身体机能的慢慢恢复而补充起来。如果身体的阳还没有恢复而去一味滋阴的话，往往身体对阴液是没有办法有效吸收运作的。这是老师多年来一再强调的观念。老师说在《伤寒杂病论》中滋阴的方剂也是有的，但是并不是其中方剂的大宗，因为当阳气回来的时候，我们只要稍微滋阴就会达到非常好的效果，老师并没有否认滋阴的重要性，但不认为一味偏颇地在滋阴上下功夫是正确的，甚至很多中医诊治的误区就是忽略了扶阳的重要性而总是偏颇地导向阴虚的方向，这是他观察到近世中医界的一个弊病。

　　老师早上本来心情不错，但有一位从北京来的老太太说这中药不好吃，而西药只有那么小小的一片。老师一问之下知道此人吃阿司匹林四五年，就将其用很不客气的语调骂了出来。老师认为中国人不能认同老祖宗的伟大遗产，对中药的信任还比不上美国人，以一种无知的方式被人家牵着走。老师越说越气，怒目金刚之相在朱雀厅中看来是如此的帅！真有踏杀天下的气概！

有时还真会遇到一些"白目"的患者，老师会把患者的病例抓起来，打开朱雀厅的大门丢出去然后叫患者滚蛋。不过那是老师用来对治非常冥顽难化的患者才不得不采取的手段。有人会认为老师太狂了，但经过多年的临床之后，我才明白那样的手段是出于对患者的不舍，不得不用最激烈的方式点醒他。其实，就让患者自己决定要不要看，和和气气地让不能配合的患者另请高明不就得了。但大多数来找老师的患者都是因为走过现代医学的程序之后仍然无法摆脱病苦而来的，如果让他们还是停留在原来的观念中绕不出来，那希望就不大了。唉！都已经走进了汉唐中医学院的大门，如果还是观念不改却仍想得到中医的助益，那是很困难的。老师是用菩萨的心及金刚的手段来帮助患者。这真是非常累人的演出，要在现场看过才能体会老师的苦心。

我们也知道每次老师把患者赶出去之后，我们的颜北辰学长就会从朱雀厅对面的玄武厅把患者接过去，用最大的耐心来说明并鼓励患者继续看诊，而患者往往在此时才明白自己的错误在哪里。最后，在接下来的治疗里学长还是去跟老师报告，老师再来一起会诊。这真是辛苦了。当然，一般来说"患者是有权白目的"。不是很重大的偏颇的患者，老师还是会先耐心地"大声开导"一下，就像这位觉得中药不好吃的患者。老师不太骂讲英文的美国患者，老师说他们生长在这样的环境里对中医一无所知是可以原谅的。老师最常骂的就是讲中文的华人，因为他认为这些人连自己的传统文化都不尊重，要到走投无路了才来到汉唐，还是一副信心不足、带着试探看看的心理而来，实在不可原谅。

这两天我注意到老师在患者服用炮附子之后会询问患者喝药后是否有嘴麻的现象？若有几分钟的嘴麻现象就表示剂量已经足够，但如果未有嘴麻表示剂量仍有不足。

有很多老师的心法必须在面对患者实战的长期跟诊中才能学习到。我虽然没有这样的机会，但在众师兄姐的努力下有很好的医案可以参考学习。此间众人在打字录入医案时的认真和仔细，已经为大家在未来研修的路上打好深厚的基础。但看医案时最重要的是体会这其中的"神"。否则一病一方，天下无全能之医；随症立方，天下无可遁之病。

现在连传真进来的回诊单中的医案大家都可以看到记录，我认为如果能用心体会所有的医案，探骊得珠之功指日可待。

这天老师很高兴地说毒奶粉事件已经歪打误撞令国人远离乳制品。他说牛乳本来就不好，但不管怎么讲大家也不听，这下大家不喝了，国人的身体健康因祸得福。真是好笑又悲凉！

前两天，老师跟我提到他要建构的千手千眼系统，主要就是要让全球的经方家串联成一张绵绵密密的网。否则患者遇到什么病都得来佛州找他，那他就太累了。

☯患皮肤病且关节红肿的女子

下午有一白人女子回来复诊，她有皮肤病且关节红肿。大家一看就知道老师将要下哪些针，有人偷偷告诉我是"皮五针"，又有人说老师曾经讲过"皮五针"是必会必熟记的。我好像在《人纪》针灸篇中没有看过这一个名词，心中一急之下问了长期跟诊、负责老师心法整理的那位林师姐及《人纪》班元老周师姐。这五个穴分别是曲池、血海、三阴交、筑宾、合谷，如果另有夜晚会痒可加阴市穴。

其实《人纪》针灸篇有教过，只是我看了却没有深思并记起来，此为没有临床经验之故。林师姐说："这是本门基础的东西吧！"对不起，十二年前的我是如此的"菜"啊！这位患者的关节红肿，主要来自风湿相搏，也就是说脾主四肢、主肌肉，脾脏运转不是很好的时候，湿就会停在身上某处，如果湿停在上焦，当有太阳中风或太阳伤寒的时候，又刚好下利，就变成结胸；而湿停在肌肉或关节的时候，就会形成如这位女士一般的关节肿。虽然看起来表面有红肿，但其实里面是寒湿。

第一次跟诊的最后一天，我虽然心中已经非常想家，但是也对这二周来的一切非常依依不舍。和这一大群优秀的同学共同学习，这是何等的缘分。有时大家开玩笑说身为经方家如何如何的时候，我当时会觉得好像自己已经是一名经方家了！经过这么多年，自己说得上是经方家吗？我觉得还是学无止境。有时候我会觉得问止中医大脑才是经方高手，虽然我是编写它程序的人，但毕竟它的学习和分析能力比我强太多了。虽然如此，但也觉得自己走在这条路上是何等幸运。

教师节（孔子诞辰）到了，大家写卡片给老师，我大胆写下赞词俚句一首如下：

海印万象立宗门，

厦起人间蔽苍生。

医道远述岐黄意，

神步长沙尽传真。

喔，真是发自内心的"抬头诗狗腿文"，哈哈。有同门说这写得也太"狗腿"了，但这是我心中真正想表达的啊！真的要祝老师教师节快乐！朱熹说："天不生仲尼，万古如长夜。"这是我当时心中想到的一句话。

第一次跟诊之后的我

就在第一次跟诊的最后一日，虽然回家的高兴也是有的，但是经过多天和老师同学的相处，到了分别的时刻还是非常依依不舍。早上，大家把教师节的卡片送给老师，老师非常高兴。他出示了一张新竹读书会的传真，这是一群在台湾新竹科学园区工作、爱好中医而努力研习中医的同门，他们也提前祝老师佳节快乐。站在朱雀厅里，觉得自己就站在经方世界的中心。大家趁老师高兴起哄要合照，老师欣然答应。我们拍了好多照片，我真是太幸运了，但早上忘了刮胡子，只好以真实面目留下在汉唐的回忆了。终于有幸和老师有了一张在朱雀厅前的合照，没想到这张照片竟成我和老师唯一的一张合照了，弥足珍贵。（后记：感谢后来同门又提供了两张当时的合照。）

第一次跟诊的最后一日一共有十六位病患来看诊，在这次跟诊的最后一天果然是充实啊！跟诊最累的地方是你必须要站着，因为都是重症患者，老师会花特别多的时间仔细问诊，我们一方面要写笔记，一方面要思考老师用药用方的病机原理，一天久站下来也是相当累。当然这也是测验你肾阳足不足的好方法。因为肾主骨，骨弱则不利久站嘛！

多发性骨髓瘤转肝癌

今天来的病患中有一位是多发性骨髓瘤转肝癌，他的外在症状真是很典型的阴实症，上热下寒非常明显，可见其阴阳离决有多严重，外表虚汗极多，在体会其附骨脉时都可摸到体表一层汗，这是阳脱之相。此人又胃口全无，可见胃气已经在消亡中，从其体表可触及肝上的肿瘤是很巨大了，身上到处有蓝色的点。这是一个很严重的患者，但凡医者至此多已束手无策，或略尽人事，或认可西医所言为是，"维持"计日而已。我见此情此景倒抽了一口冷气。但这位患者到了老师手上，且看老师如何出手呢？

老师微一聚神而一顿，在一瞬间似已经穿过仲师经方和神农本草之神，乃振笔疾书，辨证论治，随方就药，攻守分明，有主有从而分层别次，思清法密而审局合势。我们仍在思考方子的前一半时，老师开方已经结束同时频加解释其中用药组方之意。方中可见生附子和炮附子同用了，其中生附子用到四钱，炮附子用到一两半，再加上攻坚和固胃气的药。我只见仲景先师在《伤寒杂病论》中的各种心法和用意在老师手中巧妙而胆大心细地使用出来。我们在这期间常可以看到老师拿着病例再检查和思考要如何和重症过手，有时或有所悟也会再略加减，这是圣人"无固，无必，无意"的风范啊！

【倪师用药学习重点】

倪师在治疗多发性骨髓瘤（Multiple myeloma）时会用到非常大量的牡蛎，可用到 30 克以上。牡蛎味咸，咸能入骨，而且牡蛎味咸且可以软坚，是去骨髓中阴实的要药。

在汉唐中医学院跟诊倪师的同门都知道，老师面对的都是疑难重症的患者，有很多患者没有办法依照我们一般现有的方剂来"照书生病"，在这其中兼症合病非常多，而且有时候恐怕同时要依病情变化处理好几个不同的症状，所以老师经常都是用从经方方剂结构中衍化分析出来的药对来组成方剂。在我收集到的一千九百多个倪师医案中，我们可以清楚地看到老师遣用药对的心法，这一点对于后来问止中医大脑的开发有非常大的启发和指导作用。配合人工智能的运用，倪师的看诊心法就灵活地开展了起来。

想想我十几年前在朱雀厅诊间中看老师开方的时候，当时就觉得这一切是这样的神乎其神，思考着要如何传承，心中已经种下了人工智能辅助诊治核心思维的种子。当我在整理当年的一些资料的时候，才发现这些年来我都是跟着这个脉络在不断地向前迈进。

有位白人妇女癌症患者来找老师治疗她身上的其他小问题，其癌症早得到了很好的调治。这位白人妇女告诉老师，当她回医院为了医疗保险去做健康检查时，原来检查出她有癌症的医生看到她好像看到鬼一样，因为她早过了西医既定的存活期了，医师还要摸摸她的手确定她是真的。真好玩。患者对老师的信心在白人或黑人患者身上体现得这样强烈和坚定。另一个有趣的例子就是有一位先生来看老师，他说："我除了肺癌之外，其他一切都很好。"虽然这是这位白人患者的幽默，但是这也体现了倪师在癌症治疗上的重要方向，就是不以杀死癌细胞为治症重点，虽然那是现代医学里面的重要方向。不同于此的是，倪师认为只要患者的元气饱满，吃喝拉撒睡等重要的生活健康指标非常正常，就能够活出比西医所说的存活期更长的生命，而且在这其中生活起居是愉快而自在的，老师认为如果能够做到这一点，在癌症的治疗上已经成功了！倪师有很多病患都因为通过中医的治疗而能够活得很长而且各方面都还不错。如果一个只剩三个月可活的患者后来活了五年，而且还正常地活着（后面的跟诊中，我亲见了这样一位白人老太太），不管他的癌细胞是不是还在，我想这样的治疗应该是如倪师所说的"我们赢了！"

第一次跟诊的最后一日，病患都离开之后，我走进朱雀厅向老师告别。老师笑着说"时间好快"，他祝福我一路顺风，并鼓励我回去后好好努力。老师说我做得很好，好好努力会有所成的。他问我什么时候毕业考执照？我说还要两年吧！老师说很快啦。我说我们专家系统的开发小组（其实就是俗称的"中医损友团"）会一起毕业，老师很高兴地笑着说他很期待！

又是五点一到，大家迫不及待地冲出白虎厅。暂时再会了，白虎厅这充满药香和欢笑的经方学子的研修处。老师照惯例站在"坤地厅"的前面看大家回去。是的，戴着墨镜听着 iPod 的经方大师在佛州的阳光下，这情景可要好久以后再见了。老师笑着向我们挥挥手，我在这一刻真不敢再回头多望一眼。朝夕相处的同学们也再见了，我们要何时何日才会再这样齐聚一堂呢？

第二天的清晨四点，我开车离开桃花岛。但我并不孤独，来自南加州的家宁和翰林及台北的志全等三位师兄居然为了不让我一个人在清晨离开，一大早送我到机场。我何德何能让这三位未来的经方家送我这一程。这种情谊殊为珍贵，特记录于此，以记这段深厚的共砚之谊。在挥别了他们之后，我就跨越美国，回到北加州的家了。

这两周来我在白虎厅中看到太多令人难忘的案例，对于《人纪》教学影片中所说的内容有了一个更清楚的临证脉络。我不如几位临床多年的前辈医生那般能够有更深层的体会，这第一次在桃花岛上所学的一切足够我好好消化和用功很久。我心中对老师的感恩非言语可以形容，更是有缘有幸才可在桃花岛上相遇这群超强的同学。杰克大叔和他的夫人在生活上的种种帮助、师母的亲切，都是此行不可忘怀的回忆。但觉此行是我学医生涯中最宝贵的篇章，在未来的中医大道上，无论有多少风风雨雨，我都会时时记起这一段佛州阳光灿烂的日子。

☯倪师给我的考试

另外值得记录的一件事，发生在我第一次跟诊结束回到加州后。

大家称为二师姐的杨雅晴医师在我回到北加州的几天后寄给我一封电子邮件，她附上了一个老师在我走了之后的医案，但是并没有把所有的处方内容都列出来，她告诉我这里面还欠了一味单味药。老师这个案例的治疗非常成功，她就要问我这个单味药是什么？一开始我觉得有点莫名其妙，后来想想也许只是一直关心我的二师姐想要探一探我在这一次跟诊后是否有进步，而且也看看我平常是不是很认真地在读《人纪》。这是一个比较复杂的复诊案例，患者近日有外感，但因为患者体质的关系，腠理比较密实，流汗不易。我就想到老师在《人纪》的教学影片中提到麻黄虽然是发汗的药，但是还有另外一个功能就是利尿。既然这一位是有外感而不易发汗，推想在整个用药的结构里，老师应该会用到麻黄吧，于是我就告诉她答案应该就是麻黄。本来还觉得莫名其妙为什么二师姐会问我这个问题，后来她告诉我，说我已经通过了考试。我觉得有点丈二金刚摸不着头脑，后来她才告诉我说这是老师要她问我的，主要看看我目前的经方水平到了什么样的程度。这时我才惊觉原来老师有他独特的考核方式来了解弟子。好险！我平常在《人纪》的修学和经方用药上还算是认真。听完了二师姐的话，我不禁有点惊讶且害怕，幸好没有让老师失望。在写这段文字的时候，我又想起老师对我的期望。

第一次跟诊之后的我，在中医的路上有了很大的成长，不再只是一个业余的中医爱好者，不再只是把漫无目标读中医书籍当作兴趣的工程师。我心中对未来的中医志业有了明确的方向。走出汉唐中医学院，美好的夕阳照耀在这椰影婆娑的岛上，在夕阳余晖下的我，已经是一个全新的生命。在复兴经方济世救人的路上，我发誓要贡献自己微薄的力量，结合海内外有志之士，一同来做"登众生于衽席之上"的工作。热带温暖的海风吹来，仿佛是老师慈爱的教诲吹拂过我的心。今天回忆起来第一次跟诊的种种，我的心还是这样的感动而震撼！

第二次

佛州跟诊记录

——2008 年 4 月

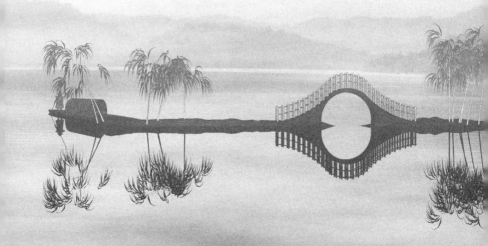

再到汉唐

"硅谷中医损友团"是我们几个在硅谷工作的同门创办的一个学习团体，这个团体由有志于修学中医的工程师组成。开始的时候取这个名字，是因为我们的同门师兄王钧纬医师，当年他说因为一天到晚都跟我们聚在一起研修中医，家里会骂说真是一群损友，他就戏称我们为硅谷中医损友团。这本来不是什么正式的名字，但是后来我觉得正如老子《道德经》第四十八章中所说"为学日益，为道日损"，我们在修学中医的过程里，算是一个修道的过程，我们会每天去掉心中的偏见，去掉心中的错误，而让"道"明白地显现出来！于是这个一开始听起来虽然说有些戏谑的名字，最后就真成了我们的名号。在那几年，我们在我们的网站上发表了不少的文章，也吸引了很多海内外的朋友们一起来讨论学习。在修学中医的过程中，这是非常值得回忆的篇章。

　　我第二次有幸再到佛罗里达州的汉唐中医学院参加倪师带诊的传承活动，是和中医损友团的所有成员一起来的，而且每个人都把家里的太太小孩带了过来。爸爸们在跟诊的时候，精彩美丽有趣的佛罗里达州值得家人过一个快乐的春假。汉唐中医学院的所在地非常接近迪斯尼世界的所在地——佛罗里达州奥兰多市，这本来就是一个世界著名的度假胜地，更是孩子们心中所向往的游乐场。

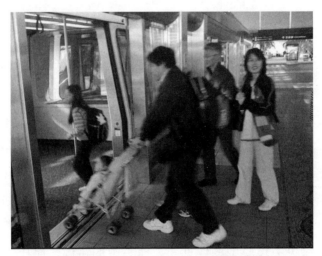

跟诊行，一路来到了奥兰多机场

　　规划一年之后，第二次佛州跟诊活动终于开始。第一次跟诊时，我曾经告诉倪师："小时候的梦想是去奥兰多，到迪斯尼乐园玩。长大后的梦想是去奥兰多，去汉唐中医学院跟诊。"只记得所有小朋友们都很兴奋，但爸爸们好像更兴奋。

想想这种种因缘真是不可思议，从 2007 年开始大家都进入中医学院念书，一群学电机的工程师在倪师的影响之下开始进入中医世界。回到汉唐所在地的 Merritt Island（梅里特岛），就像回到了经方学子的心灵故乡。当我们的车在傍晚的凉风中开进岛外的长桥时，碧蓝的海水和广阔的天空让人心情为之一振。远方肯尼迪太空中心的建筑让人想起人类探索太空的梦，但在我心中，探索人体这个小宇宙也是我的梦，要圆这个梦，就是要来到这个岛上。在汉唐有着最古老也是最神奇的智慧。

我们住在海岛上的一个度假社区，社区后面就有一片美丽的海滩，面对着广阔的大西洋。平日大家工作繁忙，难得有这样的机会住在一起，讨论学习中医的心得和经方未来的发展。这种感觉真是太好了。

第二次跟诊的第一天，大家一大早走进了汉唐古色古香的建筑，我心中的激动真是难以言喻。见到老师，大家更是高兴不已，那种又熟悉又陌生的感觉相当有趣。我们常年学习《人纪》，对倪师在影片中的身影十分熟悉，但面对老师本尊，却又令人如在梦中。

一早，大家先到朱雀厅向老师报到。老师很高兴大家都进入中医学院念书了，他认为只有更多的人投入，经方复兴的行列才会更有力量。第一次来跟诊的时候只有我一个人孤独地坐飞机来，这次阵仗可不小，我们一共八个人从硅谷一起来。看到我们大家一起过来，老师非常高兴，他非常喜欢我们这一群有志修学中医的工程师，老师认为要有不同领域中的精英进入中医的世界，才可以开展出不同的中医发展新局面。而且他认为有理工背景的人在逻辑思考上会更清晰，更能切合经方理法方药缜密有度的本质。老师要我们一一自我介绍了一下，看老师笑得这么开心且不断期勉我们，我就觉得未来在经方复兴的路上真是责任重大呀！

早上一开始展开跟诊就有好多患者，排得满满的。来自世界各地对中医经方有信心的朋友来这里接受老师的诊治。这里有各种不同肤色和人种的患者，但辨证论治之下，阴阳寒热虚实表里的思维都是一样的。

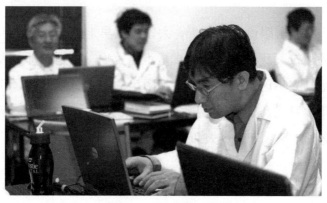

白虎厅内的经方学子

☯汉唐中医的地理布局

老师每天早上都会在白虎厅和大家先做一个教学，有的时候从近日的医案来做说明，有的时候会特别补充一些四诊的技巧，这都是老师心法的真传，也是跟诊的一大重点。这白虎厅是所有跟诊学生们休息及研读的场所。顺便说明一下，汉唐中医学院是一个古色古香的四合院式样的中式建筑，这是老师根据堪舆考量精心设计出来的一栋典雅美丽的建筑。一共分为两进，前面部分在四个方位上分别有青龙厅、白虎厅、玄武厅、朱雀厅四个建筑，老师本身坐在朱雀厅，老师看诊的诊间也在其中。而青龙厅是前台、候诊室以及配药间的所在，另外还有一个玄武厅是汉唐中医其他看诊医师的诊间。在第二进，左右分别是乾天厅和坤地厅这两个建筑，这是煎药房及药库的所在。这些不同的建筑都以中式回廊连接，在下雨天的时候就不用担心在不同的建筑之间移动会被雨淋湿。在建筑物之间，花木扶疏，映照着亭台楼阁，蔚为大观。进到这里，俗虑全消、身心畅快。

很多人都不知道这整个建筑的设计是倪师自己做的，甚至于建筑的时候，因为佛州本地的洋工人不太熟悉中式建筑的细节，都是倪师亲自指导。我常觉得倪师本人就像是欧洲文艺复兴时期的博学家（Polymath）或一般常说的百科全书人，这是指精通多个不同范畴而且表现超群的人，比如文艺复兴时期的达·芬奇。老师在文学、艺术、建筑、医学、命理、星相各方面都有着惊人的造诣。他把计算机技术引进结合中医的前瞻理念，也是超越传统的。走在汉唐中医学院的建筑间，更能体会出倪师的博大精深及深厚的人文素养。

☯三位不同的乳腺癌患者

老师心情很好，这天在白虎厅花了很多时间对每一则案例做说明。如同老师说的，有时候因缘很奇妙，今天下午就来了三位不同的乳腺癌患者，有乳腺癌第三期做完手术切除一乳但癌细胞扩散开来的中南美妇女，有第三期后经西医局部切除的白人妇女，有第三期乳腺癌但未经西医治疗的华人妇女——就是有这样凑巧的事情。这三位都是回诊，因为西医先前参与的程度不同而有不一样的恢复程度。第三位未经西医治疗的女士现在早已经不再担心乳腺癌，今天来是为了要看前两天伤到的背。第二位白人妇女又比中南美妇女好一些。

我也只能说我们很幸运地同时看到不同情况的乳腺癌

案例。看着现代医学治疗的乳腺癌患者，其痛苦处境实在令人难以接受，大多患者被迫割除了女性的象征，在癌变部位破口时，伤口的溃烂会发出恶臭，那味道比死老鼠的尸臭还要可怕，令人难以忍受。患者走了之后诊间还会弥漫着一股难以忍受的味道。更有甚者，我在跟诊时见到一位黑人女性患者来诊，因为乳腺癌转移导致淋巴癌，她的整个左手臂肿大起来，肿大的手臂比她的大腿还要粗，令她二十四小时痛苦不堪，看起来相当可怕。老师在说明乳腺癌治症思路时，大家都非常认真地记录下来。

这天学到了几个新的治乳腺癌的重点：

● 治乳腺癌时，有月经很重要。任何乳腺癌患者，都要治到月经正常才行。

● 治乳腺癌时，患者胸口皮肤溃烂，常加乳香以收口。

● 乳腺癌治症：若表面无肿块先用牡蛎攻坚；如肿块起来后开始用瓦楞子。

老师之前在《人纪》中有很多治乳腺癌的说明，但我直到在现场看了老师在临床上的实际辨证取方遣药之后才学习得更加明白透彻。

☯食管癌患者的故事

在汉唐中医学院里，会遇到各种重症病例。经方治症可以实现的疗效程度真是超出人的想象。就今天我们看到的青光眼、白内障，这些都算小意思了。各种癌症、心脏病、糖尿病等在这里也好像只是平常。令我们看得目瞪口呆的下针手法，比方说下针睛明穴这样的高难度动作，老师却是一天到晚经常在做。我有一位女性朋友罹患了食管癌，声音长期沙哑。在我们的鼓励下，她也来到佛州汉唐中医学院请老师诊治。据她说，当时她去的时候认为自己的问题是很严重的，没想到老师居然说她这个问题在今天的病例中，严重性算是排到比较后面的。我这位朋友一开始觉得这位医师未免太狂了，其实她当时并不知道这里有医治过多少重症患者。

在佛州治疗两周之后，她的声音就不再沙哑，而且吞咽变得很顺畅。后来老师叫她直接回到加州去，在一位在北加州开业的同门处继续治疗。继续服用老师指示的药两个月后，这位朋友觉得自己好像没什么问题了，她又跑到西医那边做检查，结果发现也没有什么肿瘤了。她告诉医生说她本来是食管癌，西医居然跟她说"那可能是误诊吧"。如果当时她选择做手术和放化疗，她后续的发展会是怎么样呢？在佛州汉唐中医学院做了体质的调整和癌病的中医治疗之后，到今天已经十一年了，她生活一切安好，近期到我诊所都是看些小毛病。我也曾经问她担不担心还会有什么问题，她说倪师告诉她只要生活正常，吃喝拉撒没有问题、手脚温暖，何必每天提心吊胆地和癌细胞作战？担心癌细胞，那不会让你活得更长更好，只会让你的生活充满了辛酸和苦痛。像她现在这样"勿药有喜"不是很好吗？

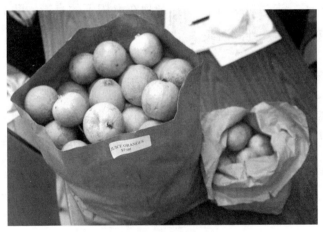

老师买来请大家吃的当地水果，
他说多吃当地水果会减少水土病

老师不时利用看诊的空当对大家做一些重点教学，很多观念只能在临床跟诊中才能体会。跟诊越久，越能学到更多的实际治疗案例。后来我自己开诊所看诊，才发现在跟诊时看到学到的案例和治疗方法，都是我使用起来最得心应手的。

在这里我想问各位读者一个问题，当您看到有朋友经常耸肩，您会有什么看法？是习以为常还是看出身体在告诉我们什么讯息呢？在下面的行文中我将为您分解（见116页），这也是另一个我有缘看到的例子。

每天下午五点一到，白虎厅里的英雄侠女们踏着轻快的脚步离开，满载而归。充实而惊奇的第一天跟诊就这样结束了。走过乾天厅，看着老师在夕阳下的身影，我只觉得这是何等殊胜的因缘。

一早起来，大家又像小学生一样高高兴兴地来到汉唐中医学院，走进白虎厅，兴高采烈地迎接今天的学习。充满药香的白虎厅，在这里你可以看到沉浸在经方世界里的学子。《红楼梦》中宝玉说："药气比一切的花香、果子香都雅。神仙采药烧药，再者高人逸士采药治药，最妙的一件东西。"对很多曾经来跟诊过的学员而言，白虎厅的药香是最亲切而令人怀念的味道。

☯小女孩的眼中黄障（眼翳）

一大早，在患者来诊前，老师先向大家说明了今天一个重要的案例。一位小女孩眼中有黄障（眼翳），西医治疗

后无效，老师之前治疗了第一次，今天会来复诊。老师说，
这其实是痰饮，不从祛痰的方向去治的话，终不能治其本。
早上小女孩一来，听家长讲她前两天来了之后在老师的治
疗下，居然在起针回去后说可以清楚地看到手表上的分针
了（她之前看不清楚）。今天她来复诊，再下针一次，大家
期待地想看老师如何帮这位年约五岁的小朋友下睛明穴。
小朋友当然是害怕而不愿针灸的，老师说要下睛明穴时，
我就在想这要怎么动手呢？只见在小朋友响亮的哭声和强
力的挣扎中，老师迅速而稳定地完成了所有的下针动作。
小女孩很快就平静下来，但我仍在激动不已。

白人女性的直肠癌

这天有很多精彩的案例。一位白人女性因为直肠癌经
西医治疗后转移，最后才在朋友介绍之下见到老师。老师
用经方为她做了一阵子有效的治疗，让她摆脱了癌症的阴
影。在诊间听老师用英文说明一路以来的治疗过程，患者
知道老师是在做传承教学也就不时略做补充。这医患之间
的对话听来平静，但其中的过程却是非常惊涛骇浪。

就在老师准备要离开诊间时，她失声痛哭，非常激动
地感谢老师的救助，她深信自己的病痛终于得到正确的治

疗。我站在朱雀厅里，受到了很大的震动。在那一刻，我深觉作为一个解除病苦的医者，责任是何其重大。

【倪师诊治学习重点】

对于大肠癌的治疗，倪师有几个重点：

1. 一定要先克服便秘。

2. 大肠癌的攻坚要药是芒硝。

3. 大肠癌治疗的重要药对：巴豆、大黄、干姜、生附子。

4. 大肠癌不容易死人。但如果你选择开刀，开了刀以后大肠癌容易转移，99%大肠癌转移导致肝癌变成厥阴病就会致死。

5. 倪师治大肠癌多以大柴胡汤为基础方。便秘时，当用了大黄大便还出不来时，就要使用上述单味药做强化。

☯德裔女士的中风治疗

今天另有一位德裔女士，她中风后在最短的时间内找到老师。老师第一次紧急用针治疗，今天来的时候，她已经好了，今天复诊再持续下针善后。若非看了病例，从这位女士的言谈举止中没人会知道她是中风患者。她告诉老师："You gave me the new body！（你给了我新的身体！）"站在她身旁，我也可以感受到她的喜悦。

【倪师用针学习重点】

对于中风的治疗，倪师有几个重点：

1. 必取的穴道：百会。

2. 中风而致舌强不语取穴：风府。

3. 半身不遂大穴：肩髃，合谷透到后溪。

4. 下半身无力：委中、承山二穴必用，另加环跳、风市、阳陵泉、绝骨。

5. 预防患者第二次中风的穴位：足三里。

接下来的例子，更是令我惊喜而感动，这也是倪师在他的网络文章上一再提到的重要案例之一。

🔯骑哈雷的 80 岁肺癌老太

这一位八十多岁的白人老太太走进青龙厅。看到她时，我就可以感受到她发自内心的喜悦，她开朗的笑真是令人难忘。三年前，她被西医诊断为肺癌末期，宣判生命只剩下三个月。保险公司给她两条路，一条是给她钱去治癌症，另一条是给她钱去享受余生。老太太选择了后者并在当地友人的推荐之下来找倪师看病。三年后，老太太不但活着，身体还越来越好。今天经老师检查之后确认她非常健康。

老太太还告诉大家："我最近才第一次骑了哈雷重型摩托车！那种感觉真是太棒了！"我当场被她那种坚强的生命力所感动。她身体寒热正常且胃口很好，现在还常去跳舞，连五十岁的人都比她的体力差。在诊间时，老师特别要我们摸她的手，那是温暖滑润的一双手。这些日子以来的经方用药效果真是不可思议。她完全遵照老师的指示来饮食和生活。很多美国患者很清楚地看到经方治症的神奇疗效，他们就坚定地接受这千年的智慧结晶。在老太太的笑容中可以看出她对生活充满了自信。

这一天中有二十一位病患求助，大家都觉得累，但老师还是一直神采奕奕，从头到尾不厌其烦地讲解心法和重点。老师是拿出真传来教大家，内容非常丰富。跟诊结束后得好好整理才是。我们更要感谢每一位患者示现疾苦相来教我们。

经常不由自主地耸肩

前面提到耸肩问题要怎么治？在这次跟诊的过程中就有答案。

有一位团友，这位师兄常年手出汗并曾有二尖瓣脱垂的问题，他常常会有耸肩的现象。老师诊断后确定为心阳上亢应用黄连阿胶汤加减。哪知道大家正在白虎厅讨论这个医案，居然走进来一位得克萨斯州的女士，令我们大吃一惊的是她居然也有耸肩且脖子抽痛的问题。同样地，她也是心阳上亢，治疗就如同之前的讨论展开。这一切都没有人安排，却非常巧合地给了我们一个强化印象且深入学习的好机会。

在汉唐跟诊倪师是我一生中最宝贵的经验，更是最快乐的时光。比起去迪斯尼世界游玩时的兴奋，在倪师的诊间里有着更值得探索、更令人惊喜的故事，在诊间中的惊心动魄，比起坐云霄飞车来说是有过之而无不及，倪师精彩案例完全现场呈现，这是任何一位学医者都心向往之的机会。所以没有哪位从加州来的同门陪家人去迪斯尼玩：本来说好的爸爸们轮流安排出一个人陪全部的家人去玩，但最后大家都不愿意放弃跟诊的任何机会，最后只好由妈妈们带着孩子们去玩了。都已经来到倪师的汉唐中医学院，走入了中医的殿堂中，谁肯错过任何一点跟诊的机会呢？

这天太太和孩子们都去了迪斯尼。这种主题式乐园，晚上会有烟火，大家都会玩得比较晚些。于是没有去玩的爸爸们晚上就和同学们一同去一家中式自助餐吃晚餐，欢送一位比丘尼僧宝同学道兴法师。大家谈论着经方的发展和未来的理想，可说是兴致高昂。回家的路上遇到了满月，照在大海上，那光芒在水面上跳动着，美极了。月映千江的此刻，那种如梦似幻的感觉又来了。这二日的种种见闻真是前所未有。

治疗女儿的临门一脚

　　和前两天凉爽的天气比起来，今天略热了些。佛罗里达州处处是常绿的生态，来到这里可以感受和加州完全不同的自然环境。这种略有潮热的气候有时也会让我想到故乡台湾。而这里的无敌海景更令我想起了南台湾的垦丁。

　　因缘真是不可思议，第一天来了很多白虎汤证的病例，第二天来的有很多是当归四逆汤证，好像是老天特意安排来加强我们学习印象的。同样都是四肢逆冷时的方剂，老师使用四逆汤、当归四逆汤、通脉四逆汤、四逆散的时机和用法非常巧妙，有很多的运用时机是我们从书本上所无法见到的。毕竟这些都是老师在临床上不断磨炼、慢慢累积总结的精彩心要。在当归四逆汤的运用上，我这次才发现老师对于局部小循环不好的时候会运用到这个方剂，所以有局部的气血不畅且有四肢冷的时候，当归四逆汤就是一个非常好的方剂，而这个方剂就和我本人有莫大的关系，请容我在后面和大家分享（125 页）。

这两天看老师下针可以说是百闻不如一见，老师有很多针法相当高明，取穴和手法也有其独到之处。我们笑说随便学会其中一项都可以有一口饭吃。老师今天示范有些在小腿上的穴位，用三寸针下针时需要扎到骨头上，他让我们提插一下针，果然有轻敲骨头的清楚手感。

患者很多，我们也可以看到各种脉，老师会让大家真实地去把患者的脉来做比较学习。这几天陆续出现各种特殊的脉，有癌症阴实的附骨脉，有跳四下就停一下的代脉，有男女左右相反不同常人的脉，有尺脉很大而寸脉很小的脉……这只有来跟诊才有机会体验到。

🌀热极生寒的治疗法

今天遇到了老师在《人纪》教学中所说那位用"热极生寒"法治好的白人女生。在《人纪》教学影片中老师说这位女生身体肿胖而且非常热，就是那种身大热、口大渴、汗大出、脉洪大的白虎汤证，但是老师石膏用量越开越大，这位患者却没有任何一丝改善，最后老师火大了改开附子，这是根据太极图中阴阳转化而来的"寒极生热、热极生寒"

的思维来推导的用药方式，结果一点附子下去，这位女生不但没有因为用了热药而热上加热，反而身体很快不再发热，甚或在佛罗里达的艳阳下都还觉得冷。随着原来症状的改善，她整个人还瘦了下来。本来在《人纪》教学影片中看到这个案例，觉得很不可思议，但没想到活生生的人就会清清楚楚地在你面前分享她的就医体验，真是有一种奇幻的感觉。果然，她不但瘦了一百磅（约合 45 千克），精神也很好。今天来主要是因为膝盖沿脾经会抽痛，老师开立了一个针对她各种症状的方剂，更告诉她睡前喝一杯蔗糖水可以祛除腿痛的问题。很多同门在治疗这类问题时会用老师的这个方法，效果真是令人吃惊的好。很多人听过倪师用甘味治脚抽筋的说法，这是倪师根据《素问·脏气法时论》中的理论做出的运用。在书上是这样说的：

肝主春，足厥阴少阳主治，其日甲乙，肝苦急，急食甘以缓之。心主夏，手少阴太阳主治，其日丙丁，心苦缓，急食酸以收之。脾主长夏，足太阴阳明主治，其日戊己，脾苦湿，急食苦以燥之。肺主秋，手太阴阳明主治，其日庚辛，肺苦气上逆，急食苦以泄之。肾主冬，足少阴太阳主治，其日壬癸，肾苦燥，急食辛以润之，开腠理，致津液，通气也。

倪师就引用其中"肝苦急，急食甘以缓之"这个观念，在实际临床上用日常可见的方法就治了不易处理的症状，这给了我很大的启示：

1. 读书真的要非常用心，一些细节我们往往一带而过，却不知道在细节处可能有着大发现、大道理。

2. 有时候治症并不需要非常昂贵或复杂的药材，日常的食材中也是有四气五味可以拿来运用。

3. 临床遇到了阻碍，有时必须胆大心细地去尝试不同的方法，并归纳分析。这样的中医才是活的！

中医的治症就是如此朴实而有效。但如果人人都知道了这些方法，很多西药厂就难以赚钱了。这位女生的爸爸妈妈也一起来看病，她们全家都相信中医。她爸爸吃了中药之后也瘦了一百磅，这位先生是一名建筑师，他在查阅了各种资料和证据后知道中医才是王道。这真是有智慧且幸运的一家人。

在西方社会而且文化背景又完全是西式的西方人士，居然可以享受到传统中医智慧带来的各种好处，身为熟知中华文化的我们，如果不去体认中医的智慧，那就像是入宝山而空过了。这也就是为什么倪师总是大声疾呼，严厉批判不去求证而直接反对中医的中国人。老师每天看着这么多西方人士受益，应该感觉很心痛才对。但我心中有另外一个想法：当任何人下定决心走进中医师的诊室的时候，如果没有办法用最精微确实的中医诊治来解决他的病痛，那么我们就失去一个非常重要的机会让他体会到中医的美好。如果中医师都有老师的本事，那中医怎么不会成为主流呢？而我自己有没有办法真正做到完美诊治病患这一点呢？就像棒球投手投出了好球，身为打击者有没有办法挥出全垒打呢？这要看平时的训练和准备了！自己功夫不够，也不能怪人家不信嘛！晚上回到住处和大家说起这点，大家都觉得必须要更努力，才能让自己的医术能够不辜负老师的期望！

☯三位血癌患者

今天光是血癌患者就来了三位，其中一位白人老太太比较特殊。一般人是白细胞过高而诊断为血癌（即白血病，英文名 Leukemia，下文同），但她是白细胞过低。西医的治法居然都一样，不同的症状竟然硬要归在一起。老太太做了化疗后自知不对劲，经友人介绍来找老师。老师对于初诊的病患总是不厌其烦地说明病的成因和中医治症原理。这位老太太初进朱雀厅时脸上满是疑惧和不安。在一连串的西医治疗后，她的肾气几乎消耗殆尽，这不用眼诊都可以看得出来。但在老师举证历历并深入浅出地说明后，她可以说是如沐春风，脸上慢慢浮现出笑容。花时间建立患者的信心之后再出手才有必胜的可能。此时我心中浮现

"苦海常做渡人舟"这句话。这也就成为我后来看诊时一个很重要的功课。

老师看诊时，时而慈言引导，时而理性分析，在必要时又现金刚怒目相，诚如老师所说："怎样对患者是最好的，我们就要怎样做！"有一位从远地来看诊的患者，她的儿子是在美国出生的中国人，对中医将信将疑，一再令其母亲也犹豫不定。明明西医对其已经伤害太大，他们却还是不愿相信真正可以救她的中医。老师不再给她看诊了，这时患者在失去后又感到珍惜，回头来求老师。众生刚强难化，若无种种善巧如何能够拔苦予乐呢？

这两天大家在讨论时认为倪师在抓主症时和我们的认知有差异，而那正是成功与否的关键所在。所以多年后创办问止中医时，在医师的内训上我们格外重视医师对主症的分辨选取技能。当医师选取了患者的某个症状为主症时，中医大脑会根据这一个线索来计算被大数据验证过最有效的方剂和药对加减。当不同的症状被推举为主症时，中医大脑会有不同的计算途径和结果，这也是模拟人类经方家"抓主证"的辨证思维过程。医师要迅速并精确地分辨患者的主诉、症状本身的轻重急缓，判断患者的体质，明确治疗的方向，这就是我们对医师的内训重点！

那现在来说说倪师救助我自己女儿的故事吧。

☯我女儿的异位性皮肤炎

先说一些前情提要。我的女儿是家里的老二，老大是一个男孩。那一年女儿才两岁，她有异位性皮肤炎（我们暂用西医的名词吧）。其实她刚出生的时候并没有这样的皮肤病，在她大概九个月大的时候必须做一个腭裂的整形手术，手术当然免不了要用不少西药。就在手术成功之后，她开始有严重的异位性皮肤炎。一开始我想她大概慢慢会好，但是后来越来越严重，女儿手脚并用抓身上的痒处，以至于原本已经很脆弱的皮肤变得到处都是血痕，有时候抓破的皮肤还不断流血，最后连脸上都开始有红疹，到了晚上根本没有办法入睡，一直奇痒无比、哭闹不已，每天非得要闹到天亮之后筋疲力尽才会睡去。我和内人可以说整个晚上都没有办法好好睡觉，尤其是内人必须随时随地地安抚她，几个月下来做妈妈的几乎都要崩溃了。我白天要上班，晚上又没有办法安心睡觉，看着孩子这么痛苦，妻子又这么辛苦，可说是百般的无奈和伤心。这时候我才体会出孩子有病痛，父母的辛苦和付出是怎样的不易。我自己也以当年粗浅的医术开方剂治疗，但效果一直不是很理想。直到后来没有办法了，晚上只要女儿开始抓痒，我

就只好拿起针灸针，在女儿的曲池和血海这两个穴位稍微
扎一下，也不留针，但是止痒效果还不错，至少在扎针之
后女儿会平静下来而睡去。记得我当时常常半夜被内人叫
醒过来，说女儿又在发痒了，这时候我就会睡眼蒙眬地去
抓起针灸针帮女儿扎针，扎完针之后孩子睡了我们也可以
休息。虽然勉强解决了因为痒而无法入睡的问题，但异
位性皮肤炎的问题一直都没有好。就在第二次跟诊的时
候，因为全家人一起去佛州，当然要请老师出手诊治这个
孩子。

　　还记得那天我们全家包括内人和两个孩子都一起进了
老师的诊间。孩子一开始看到整间的跟诊学生显得有点怕
羞。但我要孩子们向师公问好。两个孩子小声地问好之后，
我们家的老大忽然说："您就是梵宇龙大师吗？"老师先是
错愕了一下，接着他就会意地笑了起来。原来平常我在家
里跟六岁的儿子讲床边故事，里面功夫高强又绝顶聪明的
主角就叫梵宇龙大师。"梵宇龙"其实是老师的一个笔名，
我们在飞往佛州的旅途上，儿子问我们这次是要去找谁
吗？我就随口说了我们要去见梵宇龙大师。没想到孩子还
很期待见到这位故事中的主角，一开口就问了起来。这是
一个小插曲。

　　我和内人做了主诉之后，描述了女儿的皮肤病和身

热、面红、胃口极大的情况。看到这些情况，一般人都会认为应是热证，应用寒凉药配合治皮肤病的药治之。老师抬起头问我已经用了什么方剂？我说我用了麻黄加术汤，也和在硅谷的师兄弟讨论之后用过麻杏薏甘汤。这时老师要我握着女儿的手脚，告诉我说："你忽略了一个重要的讯息。"我握着女儿的手脚，想了很久后小声地从口中吐出一个"寒"字。老师点点头。他认为我女儿手足冷而两天大便一次，要用当归四逆汤合之前的经方来治。老师用的第二个方剂麻黄加术汤本来我自己就有用，但从来没有想过用当归四逆汤来做合方。老师又另外加上蝉蜕这个单味药。

就在第二天我们很惊讶地发现了奇迹般的疗效！

老师开的药果然一剂知二剂已。第二天，女儿原本满脸的红疹不见了，雪白粉嫩的脸显得非常可爱，手脚关节的红肿也消失了，只留下因为痒而自己用手抓破皮肤的血痕。我和内人的欣喜和感动真的不是外人所能体会的，对老师的崇敬更是无上。之前内人对我研习中医虽不反对但也并不算很支持，之前我用针灸止痒有点效果，她就同意来找老师诊治。而从那次之后，她对我学中医就全力支持了。

老师第二次见到女儿的第一件事就是和她握握手，老师也很高兴地说："这手一热回来皮肤就有很大的改变了。"老师也和大家说明，真寒假热往往让医师迷失在错误的治疗方向中。

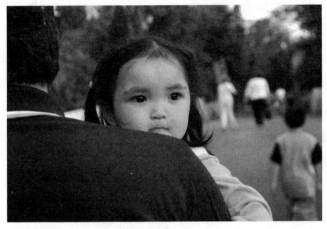

我抱着女儿

虽不能至，心向往之

这一次的跟诊比较特别，主要因为我们"硅谷中医损友团"所有成员和家人都一起来了。佛州汉唐中医学院离奥兰多市的迪斯尼世界非常近，大概是一个小时多的车程。附近能玩的地方也很多，所以小朋友们也一起来过春假。我们在另外一个用跨海大桥可以连通的岛上找到短期出租的公寓，租了几户，几个家庭晚上一起开饭，一群小孩玩乐在一起，热闹非常，还可以去公寓后面的沙滩玩水玩沙，可以说这里是非常适合亲子旅游的地方。想想看在沙滩上玩得全身湿漉漉的还一身沙，却可以马上回到住处去冲洗，再喝上一大碗妈妈们准备的绿豆汤，实在是很方便、很愉快。这个社区所在的沙滩海水非常清澈，往水中走 100 米，海水也只不过到膝盖而已，加勒比海温暖的海水冲击按摩着脚的感觉是这样的舒畅平和。在平坦又宽阔的沙滩上，沙又白又细，四处常见的椰子树，一幅醉人的南国风光。这天晚上大家在我们所租的公寓内一同吃饭，国瑞师兄做了香椿饼和自制的雪里蕻，大家各出了几道素菜，一同吃得很高兴。平时大家工作家庭和学业都很忙，难得可以如此轻松地聚在一起吃晚饭。桃花岛上的暮春三月，诸君各言其志，其乐融融。

　　每天早上去汉唐中医学院之前都会经过一条连接了两个海水水域的河，这是很多船只游艇经过的河，所以河道上的桥是可以开启闭合的那一种。昨天还有同门说来跟诊都没有看过这座桥被开启过，结果今天开车快要到汉唐中医学院前，车子忽然被挡了下来，大家还在纳闷发生了什么事，就看到桥面忽然向上打开，一艘艘船排队陆续通过水道。这个难得一见的景观，让我们这群加州土包子开了一下眼界。

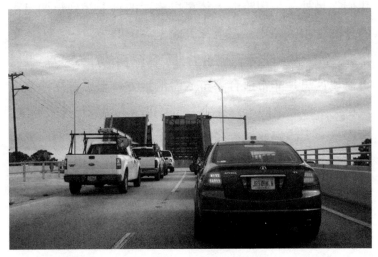

桥面打开，让船只通行

周五，又是病患爆满的一天。大家听说倪师很快就要回台湾一趟，都赶着来挂号。一位老太太听到后就很难过地说："No mercy？（不能网开一面吗？）"还有一位南加州的病患说："倪医师，我要一直跟着你，你去台湾我就去台湾，你去中国我就去中国，你回佛州我就飞过来。"老师只好请大家还是到佛州来，老师的爱徒、我们的师兄颜北辰医师会有很好的诊治，若有任何问题随时可和老师保持联络。老师开玩笑说有人要一直追他到天涯海角，想来都很头痛。老师肩上的责任真是不小啊。

说到这位颜北辰医师，这是我们师门中非常优秀的一位医师，所以老师把他留在汉唐中医学院来担任看诊的工作。他也是我在加州的中医学院的学长。他有一个传奇的故事流传在我们学校：颜医师考取毕业执照后到一位在学校任教的老医师的诊所工作，有一次老医师有事回国，就把诊所交给他来看顾，在这期间他表现得很好，患者也都很满意。但有一位老医师的老患者，据说因为头痛问题来看诊将近 10 年了，结果老医师不在诊所的这段时间，颜医师就用他高明的针灸技术把这位老患者多年的头痛彻底解决了。从此之后这个老患者就再也不来看诊了。老医师回来后，哭笑不得之余告诉颜医师："患者要慢慢地看，不要急于一时，要维持这么久的医患关系很不容易的呀！要注意疗程啊！"这个故事让我想到了一个很有趣的笑话：

一日，孙悟空在不敌众小妖的攻击之后心生一计，拔下一撮毛一口气变出一百个唐僧，在众妖不知所以然之时把真唐僧救走了……众小妖只得把所有假唐僧都带回洞中。那妖王一看大怒说："人称唐僧肉可养元固精，吃了长生不老，但一口气来这么多是怎么回事？"

这小妖的队长一头大汗，想了想告诉妖王说："大王，这恐怕……要有疗效的话……得吃上好几个疗程吧！"

颜医师和老师学习了很久，医术高超，最后他还是从加州搬到佛罗里达州来了。

这天早上居然有三个桂枝汤加附子的病例。桂枝汤加附子在《伤寒论》中是用来对治表虚患者发汗太过的。炮附子可以固表，而桂枝汤本身可以调和营卫。当我们用桂枝汤加附子的时候，可以让大汗淋漓不止的人迅速得到缓解。这情况在临床上虽然并不是很罕见，但也不是会一天到晚经常出现吧。就如前面所说的因缘不可思议，一个早上就来了三个桂枝汤加附子证的患者。老师说有时刻意安排都没有那么刚好合适。

老师偶然提到近日会有一本新的著作，他说与其教育医生不如教育一般大众，当大家对于自己的身体和医疗的真相有所了解之后就会反过来逼着医生进步，这是一本适合大众看的好书，但可惜后来并没有成书。倪师的想法和医学教育，其实早就散见在他的网页文章中。老师在他的网站上发表的文章非常多，文章所触及的面非常巨大。这是他多年来把对于中医传统经方的看法及对现代医学的偏失做出的很清楚的呼吁和说明。这里面有他临床实战的记录，更有不少他在中医诊治上的精辟看法。我的中医启蒙和对经方的认知可说是来自倪师的文章，甚至可以说老师在网站上的文章唤醒了我的"中医之魂"。在那些年，老师出文章的速度非常快，有时候我们的阅读速度甚至没有办法追上他出文章的速度。而且他每次文章的编排次序都会有变化，要全部不错过地追踪阅读可以说是相当困难。

我还记得我们硅谷中医损友团的张志伟博士还特别写了一个程序专门去捕捉每天老师是否有文章更新，并告知大家文章的所在。我那时候也常常想，老师的写作量这么大，应该打字速度非常快吧。但后来我才发现，老师其实是用"一指神功"在打字，而且用的是比较慢的注音输入法，可以说是非常辛苦一字一字慢慢耕耘出来，这需要多大的耐心和毅力才能完成！而且这不是只有一两天，而是连续数年不断努力产出。师母说，老师一开始决心通过网络传承中医时，他对于计算机中文打字以及制作维护网页完全不懂，但是凭着自己自修和不断练习，也就开始有了很大量的文字产出。看着老师很辛苦地打字，我就非常敬佩他为了要传承中医所做出的巨大努力！老师平常是不跟别人交际应酬往来的，大部分的时间不是在读书整理，就是在写作和诊治病患。也正是这样子的强大心力才能够掀起中医经方复兴的伟大运动并影响到世世代代的中医人！

☯每天凌晨 1 点就呕吐的人

有一位纽约的先生吃了老师的药后每天凌晨一点钟就会胃寒而吐，明眼人知道这是肝脏有问题。胃寒若是因肝寒而引起的，重要的对治方剂是吴茱萸汤！但其排寒的过程是惊人的——呕吐。但此人自述越吐越舒服，就坚持服药，由吐一直服药到不吐。老师这时说了一句话"感谢你对中医的支持！"这是很关键的一句话，如果不是患者的信心，他怎么能够承受半夜会吐的结果而坚持下去呢？

【倪师用方学习重点】

倪师对治里寒的三个层次及常用基础方：

1. 较浅者，多因肝寒而有胃寒，方用吴茱萸汤。其主要症状是吐酸呕酸。

2. 略重者，多用理中汤。其主要症状是腹痛、腹泻或呕吐、口不渴。

3. 里寒严重者用四逆汤，其主要症状是四肢厥逆（手脚冰冷）、下利清谷、口淡不渴。

老师有时还会在主动观察患者后，在患者自己都没想到的情形下帮他们也同时治疗那些令人困扰的其他症状，例如有人头发白了就为其乌发，或者在治疗主要症状的过程中顺势为患者减肥。就像之前所说的那位身热难受的患者，她接受治疗后体重开始降下来。有很多我们一看就想当然的情形，老师一看却在其中几个症状中整理出一条清晰的脉络，进而开出大家都同声叹服的方剂，这让我只能下定决心努力再努力。患者一个耸肩的动作，老师会有警觉这是心脏的问题。面对患者怕冷又怕热这种情形，老师会想到有往来寒热，但患者往往不知道要如何陈述。来跟诊学习到老师的真传有一种"仰之弥高，钻之弥坚，瞻之在前，忽焉在后"的感觉。以目前我的程度只能说"虽不能至，心向往之"。或许有人会认为我所言太过夸张，但大家都在中医的路上用功了许多年，甚至有在某地区已经享有盛名的某师兄，但跟了老师的诊之后大家只觉得果真和老师差了很多。

晚上老师请大家吃饭，这次可不是我很"白目"而来蹭饭，是老师真要请我们吃饭。我们来到了诊所附近的一间中式自助餐厅。选这间餐厅主要是因为我们硅谷中医损友团里面有一半的成员包括我自己是素食者。老师选择了自助餐厅，让我们可以自己选择能吃的东西，这就避免尴尬了。地处海外，又是在海岛上的偏远地区，能够有这样一间中式的自助餐厅已经是很不容易的事了，虽然说味道上比较偏向于适合本地西方人士喜欢的口味，油下得不少而且不是太偏咸就是太偏甜，但有些菜要不是在国外你还不容易吃到这样的做法。因为我在同是美国东部的纽约州念的硕士研究生，所以对于这一种半西化的中国食物可以说是非常熟悉，虽然一开始觉得并不好吃，有一阵子没吃之后再吃却有一种非常亲切的感觉。当然最重要的不是吃得好不好，而是众弟兄能够和老师一起吃饭，我感觉特别高兴，大家也都吃得津津有味。

在轻松的气氛中大家和老师聊了很多，聊到大家的工作、家庭和在中医学院的课业，老师也谈到了计算机辅助中医诊治的未来工作方向，后来的问止中医大脑可以说有不少核心思维都是来自老师当时的指导。老师对于未来经方的发展有很多计划，一步一步地分析接下来我们要做的工作和努力的方向，他自己已经有了非常明确的步骤。

在那个时候，《人纪》的教学已经完成，通过影片教学的方式可以迅速地把老师的教学心要传布出去，但他也希望透过《人纪》把天下的英才、各地的高手都聚集起来，在临床实证和教学研究甚至跨领域整合的工作上迅速展开。这不是一朝一夕的一时想法，而是在漫长岁月中一步一脚印去实践的工作。他也提到了可能会踏上神州大陆的土地，在中医的起源地传承正统的经方，唤醒中华儿女对中医经方的重视。后来大家也谈到对未来从事中医工作的想法，有机会和一代大师如此亲近地交谈，真的是难得。这次跟诊旅程可说是非常充实。明天是周六，我得和家人一起去迪斯尼玩，毕竟和家人一起玩也是很重要的。

周末，爸爸们把握时间陪家人去迪斯尼玩，大家才发现妈妈们这几天带孩子去玩是很辛苦的。结论是：还是跟诊比较好！呵呵。佛州的太阳真大，天气真热，还是加州的阳光最好！

病苦！病苦！

  星期一一大早我就起来快速冲到白虎厅，因为老师上星期都很早来到白虎厅。早上我居然睡到快八点，果真昨天的迪斯尼之旅太累了。大家都在八点半到了。早上走进白虎厅，那药香就让人精神为之一振。老师今天早上谈到当年他讲《人纪》时的辛苦，我们才知道《人纪》系列里面的《伤寒论》和《金匮要略》的文本是老师亲自打字完成的。他又提到当年自己自学计算机和自组计算机的往事。而我上次就听到原来汉唐著名的中式建筑就是老师设计的，这令我感到佩服不已。老师就好像文艺复兴时期的达·芬奇，达·芬奇是多项领域的博学者，同时是建筑师、解剖学者、艺术家、工程师、数学家、发明家，而我们的老师也是一位这样的全才。

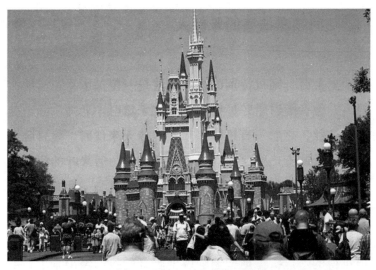

佛罗里达州的迪斯尼世界

老师今天又送本团三根新采的有机竹笋。我们晚上把这竹笋白煮后蘸美乃滋酱来吃，那真是清爽高雅的美味啊！另外，老师的姐姐也送我们一大盒自制的饼干。这次大家携家带眷来这里受到汉唐诸长辈的照顾，真是非常感激。

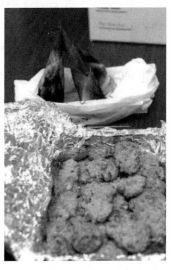

老师和他的姐姐送我们的
有机竹笋及手工饼干

☯随时眩晕抽搐的年轻人

早上有一则很特别的案例。这是一位二十岁左右的年轻人，他会随时晕眩抽搐。第一次来诊时，老师诊断他脑部有痰饮，之后一直用吐法来治。今天来诊时，他自陈服药后一天吐七八次，前二天吐黄色的痰，后来吐的痰呈黑色。在这个案例上，老师用的是吐法，这是一种非常痛苦但也不得不为之的做法。老师赞许他可以坚持吃药。毕竟他是一位出生在美国的华人，能有这样的耐心忍受吐法是很难得的。这次见他，老师说他脑部的痰已经出来了，下面将改用和解法来继续消痰饮，并嘱咐他用蔗糖水来止抽筋。我们发现老师对病患复原的每一个环节会发生什么事真是掌握得非常好。也只有熟谙中医治症精髓、对于患者的生理病理非常熟悉且有长足经验的医师才能做到随症调整、引病向外而不伤病患的正气。

【倪师用药学习重点】

倪师在处理抽搐问题的时候，经常会用到葛根这一味药。严重的抽搐会造成角弓反张，也就是所谓的"刚痉"，这时候我们必须把局部组织不足的津液补充起来，尤其是把水分提高到头颈和肩背部，这样痉的现象就会缓解。葛根可以把水提到人体的高处，同时也是放松骨骼肌的要药。

140

☯ 20 年背痛的白人老先生

有一位白人老先生来复诊。上次他来就诊是因为二十年的背痛，经老师下针后，今天来时说二十年的背痛已经完全好了。老师在背痛的治法上有一个特殊的针法，这是结合经络循行以及天应穴的取穴方法——先下针在委中穴和阴谷穴这两个穴位，然后再以这两点为基础，往下再找一点形成一个三角形，而这第三个天应穴的点，必须通过按压来找到痛点，一旦痛点找到之后就在痛点下针。这是一个动态的取穴方式，在临床上治疗背痛的效果非常迅速有效。

那时候我看很多针灸的书上都提到膀胱经在小腿部位的穴位大部分都能够治疗腰背痛，还一直想着"那到底要取用哪一个穴位比较有效呢？"经过老师的示范和教学才知道，原来我们必须请教患者，只有患者告诉我们的痛点才能够动态地反映出真正能够对治背痛的有效强力穴位。在治疗过程中，医患之间是需要互动的！这一点对我后来在针灸修学方面有很大的启发作用。另外，这位白人老先生原本一夜要上两三次厕所，经诊治后现在可以睡通宵了，这令他高兴极了。此外，他的高血糖和高血压症状

也改善很多，血糖从 200mg/dL 降至 107mg/dL，血压降到
120/70mmHg。老师说中药只是帮助身体，让身体自己把不
平衡的状态调至正常，而一旦正常了之后，没有哪一味药
是需要吃一生的，中药不会也不应该取代身体的功能。在
见证了中医的力量之后，老先生对中医非常相信。看来他
的健康是没有什么问题了。

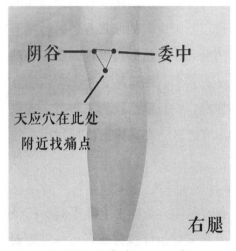

倪师治腰背痛用穴示意

老师今天提示我们一个重点，就是当患者在陈述寒热
时，其实就是在讲阴阳。要在此处留心。之前我只知道
"阴虚发热，阳虚生寒"，但在临床上还有更多错综复杂的
寒热情形，会随身体部位不同而有寒热变化，例如上热下
寒；有因时间不同而出现的变化，例如朝寒午热；也有实
际体质和表现不同的情形，例如真寒假热。个中差异变化

是我之前没有细究的，而在跟诊过程中老师随着不同的病例会给我们临机解说分析。这对当年还是初学者的我来说，可说是走进了中医的大观园中。老师总结说中医已经把诊断简化到最简，这是千年的智慧结晶。就像这一天见到一个实例之后，老师就提到如果一个小孩子说自己头内热而全身冷，已经在提示他可能有脑瘤了。

☯全身瘫痪口不能言的渐冻人

今天下午有一位初诊的 ALS 患者，也就是俗称的渐冻人。去年损友团里有一位师兄来跟诊就亲眼见到倪师治愈渐冻人的案例。今天这位白人先生已经全身瘫痪且口不能言，靠着一台计算机，用勉强能动的手来打字并用机器念出他打的字来。以下是他和老师的一段对话：

Doctor："Do you have cold feet？"（倪师："你的脚冷吗？"）

Patient："Yes, my feet are cold in all my life. Same as my heart."（患者："是的，我的脚这辈子都是冷的，我的心也是。"）

Doctor："You are very cool！"（倪师："那么你很酷喔！"）

Patient："I know！"（患者："我知道！"）

　　患者的每一个字都是用电脑语音发出来的，就好像一个活跃的灵魂被锁在一个躯壳里。真可怕的病，生命在这个时候给他的是无尽的折磨。我一边抄写着笔记，一边心中感叹"病苦"的可怕。经方能医此病，真是佛心来的。老师向大家解释了渐冻人的成因和治疗的方向。老师告诉他："Doctor may lie to you, but your body never！"（医师也许会对你说谎，但你的身体不会。）老师要他注意治疗后手足是否变热，如果没有，那就表示医生治错了，不要再浪费宝贵的时间和金钱去看病了。老师说："Maybe we are not the best doctor in the world but we are honest doctor."（也许我们不是世界上最好的医师，但我们是最诚实的医师）。这位患者会来找老师是因为老师之前治好渐冻人的医案给了他鼓励，再加上老师非常用心地为他解说了中医对这个病的治疗思路和注意事项。从患者的反应来看，他至此已经建立了信心。衷心希望他可以摆脱病苦。

　　今天最后老师在白虎厅和大家总结一些想法时，提到今天见到的远从台湾来到佛州汉唐的一位大肠癌妇女。这位女士一开始愁眉不展，毕竟被现代医学吓得不知如何是好了。但就在救治三周后，她开始每天笑逐颜开，竟开始要老师帮忙下美容针了，这表示癌症对她而言再不是绝症，她可以有心思关心其他的问题了。这是医生最高兴的时刻。在这一次的跟诊里，我也很有幸地学到了老师一些美容针的做法，这都是他独门的手法，包括如何用针灸去皱纹和养气调血。虽然这个不算是治疗疾病的手法，但是老师有时候会顺便帮患者也调整一下，这种事总是让患者欣喜不已。病苦一解，人们就会再度想到色身的维护，这是人之常情。老师往往会以怎么样做是对病患最好来作为治疗的重点。他常常说："怎么样对患者是最好的，我们就要做！"虽然老师是一位真正的经方大家，但是他对于后世的方剂之确当者，也会在临床上使用作为强化和辅助经方之用。很多人都听老师说过这样的比喻：经方就像是一棵圣诞树的大树本身，而时方就像是装饰圣诞树的灯泡，没有了经方就没有整体坚实的架构，而有了时方就会使这棵树看起来更美好。

这一次的跟诊，因为硅谷中医损友团的人都一起来到了汉唐中医学院，老师非常高兴，他还特别安排减少其他人在这个时段来跟诊，到了跟诊的第二周甚至只剩下我们在汉唐。这一次跟诊，老师花了很多时间在白虎厅向我们讲解了很多心法要诀。就如这一天，居然超过了五点钟大家才意犹未尽地离开了汉唐，结束了收获满满而充实的一天。

安心的家

因为工作的关系，第二次跟诊大家一共才能来两周。说真的，两周是很不够的。但是这两周是如此的宝贵，毕竟是克服很多家庭、工作及学校课程的压力后才挤出时间来的。大家相当珍惜这些和老师相聚并向老师学习的日子。这次来诊的病例很多也很丰富，如何整理消化这些资料是很重要的事。除了我们亲自学到而记录的笔记之外，我们也尽力和其他同学交换笔记。我前后一共有三次到佛州跟诊，也算是结了不少善缘，再加上本团人数众多，大家分别收集之下确实有比较多的笔记被汇集起来。主要是因为老师在跟诊时期的教学会随着遇到不同病症的病患而有不同的讲解示范。有些师兄姐花了很多时间，能够跟诊比较长，所记下的笔记就非常丰富。而我们这一次是因为老师特别教了不少东西，所以我们可以有非常不同的收获。在这段时间整理出来的笔记，对于后来我个人在临床上的助益很大。前后三次跟诊所学习到的全部诊治重点也都汇入了问止中医大脑中。

老师有时候也会教大家有关《天纪》的内容。《天纪》是倪师在命理堪舆上的教学。当年我也参加了老师的《天纪》远程教学，只是自己的资质不好，《天纪》部分学得并不深入，我大部分的时间都花在《人纪》的学习上。我们同学中有几位在《天纪》上学得非常好，他们在紫微斗数上的造诣非常深，也能够帮不少人指点迷津。在《天纪》方面，我个人只在《易经》上比较留意，但也只限于经文内容解说的部分，可以说不是一个好学生。但老师依然是我个人在《易经》学习方面的启蒙老师，他带我走进了另外一个广大壮丽的世界中。

跟诊时期最常见的一种现象就是大家明明说好晚上一起做白天医案的打字工作，结果就是大家讨论医案而讲得越来越兴奋，最后医案没打多少。于是有一天大家说好各自回家吃饭不要再说话，各自回到住处全力来做医案的打字工作。倪师有那么多宝贵的医案留下来，我们也都尽了一份力量，更享受了许多同门努力的成果。

第二天一早到白虎厅我就看到桌上摆了好几大袋老师家中种的有机芭乐，这是令人非常怀念的台湾土芭乐味的芭乐，非常好吃，又甜又脆。老师一早就亲自摘了一大堆有机芭乐送给我们，他说大家的家人也都来了正好一起来享用，我非常感谢老师的细心和爱护。佛罗里达州的奥兰多地区地处热带，又加上位置临海，可以说是和我的故乡台湾有着非常相似的地理环境，在桃花岛上，我们可以看见加州不曾见过但在热带常见的水果，比方说芭乐、杨桃、莲雾，等等。这是令海外游子最感动的风土产物。

☯ "巫婆手"类风湿关节炎

今天，常看倪师网站的读者都会熟悉的一位人物来到汉唐，她就是佛州迪斯尼最高负责人，这位白人女士为类风湿关节炎所苦，她的手曾经因为这个病而严重变形，但经过老师的治疗之后，如今的她有着一双非常美的手。老师的网页上说她是由"巫婆手"变成"公主手"，大家可以想见她对中医有多大的信心和坚持。她今天来是为了治疗压力大和失眠，上次开药后她已经好了很多。老师为她辨证论治之后再继续治疗。她非常高兴又一项她的病苦得到了老师的救助。这位可以接受用乌头来治病而不畏中医汤药的白人女士可说是全身心地信任中医，以她的影响力而言可说是一个有力的见证。这位女士现在唯一担心的事是老师又要出国了，她说如果老师要去台湾她也会飞到台湾去。哇！又是一位超级粉丝。老师告诉她走得了和尚走不了庙，如果她还是来看病，颜医师会提供很好的诊治，如果有任何问题诊所都会和他随时联络。

老师可以说是非常的辛苦，因为治疗重症必须在每一个环节上都更加倍仔细用心，而且重症都是需要比较长的时间来治疗，所以老师有时候必须随时随地通过电话或网络和在汉唐中医学院常驻的师兄姐们联络，做好重症病患在治疗过程中各种变化的对应措施。那是一种很大的责任，无论走到天涯海角都必须随时接受学长的会诊。当时就曾经有一位本门的师兄跟我说他不想治重症，他只想把一些日常常见的病症治好就好了，我一开始觉得这位师兄怎么那么没有出息，但是当我见到老师治重症时担负的巨大压力，我才知道这不是一般人能够做到的，这是"医之大者"才有的"大医精诚"的情操。

就这位女士的案例，老师又告诉我们要注意川乌头和草乌头的不同，医者必须明辨以免误治。乌头的温里并止痛的效力极大，但毒性比附子还强。我们在内服的方剂中使用的是川乌头，而草乌头是伤科外治时才使用的。草乌头的毒性更强，炮制上非常困难，故只在外用时才会登场。这次跟诊可真难得，原本只是老师网络文章案例中的人物竟然现前来供我们学习，同时我们也见到了老师在峻药使用上的功力。

在本书导言中提到的龙卷风的故事就是发生在第二次和全家人一起来佛州跟诊的时候。我们从来不知道在佛罗里达州也会有龙卷风，但从汉唐常驻人员口中听起来还出现过很多次，所以当杰克大叔告诉我们有小型龙卷风这件事情时，我们一开始真的不觉得有什么了不起。但是那一天早上大家还在白虎厅时，外面突然雷电交加，室内居然停电了。由于外面云层很厚，所以室内到处显得漆黑一片，大家也就走出厅外，在走廊上站着聊天。但见佛罗里达州广大的天空中电光闪闪，仿佛是天地在怒吼。我还真是不曾见过这种景象而略感震撼。虽然说在台湾的台风天，大风大雨是常见到，但当我站在青龙厅的走廊，一眼发现诊所后方的天空中正在旋转的风柱时，我还真的有点害怕起来。事实上，在汉唐中医学院的走廊上是无法站立的，狂风把雨水扫得到处都是，站在走廊上的每个人都是一身湿。

就在这个时候，老师赶快打开朱雀厅的大门让所有人都进去，大家暂时安心了一些。但是当时的我却非常紧张，因为妻子和一对儿女正和几个妈妈们带着孩子要去肯尼迪太空中心玩。她打电话来说被风雨困在路边的加油站，经过询问才知道那个加油站正好在汉唐中医学院的斜对面不远处，但当时的大风雨把她们困在车里面不敢走，我叫她们赶快把车开进汉唐的停车场并快步走进来，直到她们走进汉唐也一起进入了朱雀厅之后，我看着一家人都平安才真的全然放下心来。

　　佛州的天气变化真是瞬息万变。这种恐怖的风雨也不过维持了大概三十分钟。不久之后电力供应居然就来了，一切恢复正常。昨天天气晴朗而炎热，无风无雨，但在今天一早就有这么大的不同，甚至在当天下午天气就慢慢地又晴朗起来，虽然天空还是有很多的云朵，但是太阳却已经露了脸，照耀着经过雨水洗涤之后的美丽岛屿。这点对于来自热带台湾南部的人来说，其实还是比较习惯的。只是没想到在佛罗里达州遇到龙卷风，这和我常见的台风有很大的不同。这是本次旅程中一个很令人印象深刻的回忆。

☯拿根香蕉给北极人看

　　有同学拿出了他们在肯尼迪太空中心买到的手电筒，当场引起了一阵骚动。大家都想要冲去买一只放在口袋里。为什么会有这种风潮呢？原来老师在做眼诊的时候手上拿的就是肯尼迪太空中心的手电筒，这是非常小的手电筒，但亮度非常高。老师在看诊时口袋里面通常会有两个小东西：一个是小手电筒，这是作为他独特的眼诊之用；另外一个工具就是一只钢制的耳针探棒。大家都说这是经方大师的标准配备。之前大家就要去打听老师的耳针探棒是哪

25

里买的。今天找到了这只手电筒大家就很高兴地想要团购。中医是在非常困苦贫乏的环境中茁壮成长起来的医学，不需要复杂而昂贵的仪器，主要是去观察我们身体要告诉我们的信息。有时候不去聆听身体的声音而想要从一些仪器数据上来了解一个人，那往往只看到一小部分而失去了对人体整体的观察。中医不需要大医院也不需要豪华诊间，只要在大树下有桌椅就可以开始有效而实用的诊治，当然口袋里放支耳针探棒还有经方家专用手电筒就更有力量了。

老师今天讲了一个比喻来说明跟诊的重要。他说如果要想让一个北极人知道什么是香蕉，与其不厌其烦地来形容，还不如拿一根真正的香蕉给他看。而跟诊正是拿香蕉给我们看。

☯卵巢有巨大肿瘤的年轻女性

有一位年轻的女性来诊。西医诊断出她的卵巢有巨大的肿瘤，建议立即切除，以免后患。她非常害怕自己得了卵巢癌。看来又是一位被西医吓坏了的患者。老师请她躺在诊疗床上检查腹部，发现肿块虽大且触手可知，但摸起来平滑且可稍做移动，并不固定在一个点上，再探其脉象之后，老师认为不可能是癌症。她问老师肿块形成的原因，老师问她手足热不热？她说自己觉得都很热啊。但老师一抓她的手之后说是凉的。我们一握其手才发现真的很冷，她的手本就很冷，更严重的是她的头还发烫。可见她对自己身体的观察不清楚。老师说在临床上对寒热的判断除了可以用脉诊来确定之外，病患本身的主诉是一种自觉的感受，可资参考，但有些人对寒热的认知是偏失的，这也可能会误导医师，这时候我们就必须用触诊来看看寒热的真实情形。除了以平常人的手足温度做标准来判断患者的手足是否偏寒之外，另一个参考标准就是他本人的手和头的温度的比较。如果是头的温度比较热，那么他的身体是偏寒的；如果头的温度比手低，那么这个人的身体可以说是较热的。临床上寒热判断如果出错，这会影响到我们用方遣药的方向，这是中医诊断非常重要的一点。在前面我讲到了自己女儿的例子，那就是我对寒热判断疏忽的情形。今天这位患者告诉我们的就是我们必须更进一步地去判定寒热的问题。其实老师在《人纪》教学影片上也有提过，但是在跟诊时看到临床实境，才是"拿一根给北极人看的香蕉啊"！

今天有一位也是老师粉丝的祖母来诊。她曾经谈到在美国如何让孙子避免打西医疫苗的方法，老师觉得很值得参考，就要她和大家分享一下。

原来当西医要求她的孙子打疫苗的时候，她就会要求西医拿出证明并签字，用来保证小朋友在打疫苗后不会遭受副作用，否则就会追溯法律的相关责任。为避免一切责任，医生当然知难而退。老师有很多对西医疫苗的看法，详情还请读者至老师的网页来看。

老师早上提到他对学生的教育，他一直深切地期望弟子能够真正独当一面来看诊，但也对有些弟子不用心于患者而感到难过。老师一直想退休而专心于著述，他说一旦看诊他整天都会在思考着每一个细节，一天下来非常累，但是为了传承又不得不继续看诊并教学。老师开放跟诊的机会越来越少了，当时我已经是第二次去跟诊，心中默默希望今后能有机会再来多学习。想想张孟超师兄在南加州已经享有大名，他地处西海岸的第一大城洛杉矶，其患者来自各地，他疗效显著且仁心仁术，俨然已是大师了，但却一年来好几次充电，足可见跟诊的重要。

☯乳腺癌的治法

早上有一位来诊的白人女士患有乳头内缩的肿瘤，这是凶险的征兆。老师对于乳腺癌的治疗有很清楚的说明，在跟诊中我也对老师曾经讲解的流程及各阶段的症状有了更清楚的认识。之前看老师的文字说明，印象还不深，但是在跟诊期间看到了各个不同阶段的真实案例，"北极人终于看到了真香蕉"。老师曾经撰文说明乳腺癌在发现硬块的前两年（也就是第一期）的症状，下面为倪师的原文：

第一，妇女必然会出现失眠的现象。

第二，大便时秘时又下利。

第三，当然手脚必然是冰冷的。

第四，脸孔是如有潮热般红红的，一使力工作就出现头面多汗、身体却无汗的现象。

第五，时常出现心跳加速等不规则或是心悸的症状。

第六，由于奶水就是月经，奶水停留在乳房中没有排除干净，自己就应该可以感觉出来，同时月经会出现不规则的情形。

注：上文中第六条倪师原文"奶水就是月经"意为奶水与月经同源，类似津血同源之意。

第二期出现的症状如下，下面为倪师的原文：

第一，乳房产生硬块，其坚硬如小石块，表面不规则，用手触诊可以摸到。

第二，乳头周围会出现粉色的干癣，不痛不痒，有时可见乳头出血，或是排出黄色黏液等，此际乳头会下陷。如尚未下陷，代表此症还停留在阳明，因为足阳明胃经经过乳头，中医所谓"阳明无死症"，一旦下陷就是癌症也就是中医的厥阴证了，因为乳头正下方就是足厥阴肝经所在。而这症状最容易混淆，因为乳头周围也很容易滋生皮肤病如湿疹或癣类，其也是粉红色的，因此我们应该看乳头是否缩陷下去，还有双乳是否一样大小。一般乳癌好发于单侧，所以罹患乳癌，双乳会呈现不一样大小。

第三，乳癌常见于单侧乳房，多发生在外侧上方，自心包经第一穴天池开始，沿着心包经横跨脾经的天溪穴，胸乡穴到周荣穴，再进入心经第一穴就是腋下的极泉穴，这些都是最初会产生硬块的地方。触诊时有时可见硬块如葡萄状，不止一个。

第四，病患会有生理期不规则的现象出现，失眠严重、胸闷痛、手脚冰冷、心动悸、大便不规则、脉数有力，一息可以六至。

倪师特别提出了还有本来不会存在的第三期。倪师认为"自古以来根本就没有这第三期，这最坏的第三期是西医搞出来的"（主要是指放化疗的严重副作用）。倪师指出了乳腺癌第三期出现的症状，下面为倪师原文：

第一，病患无胃口、呕心、便秘、失眠、无体力、手脚冰冷，脉数到一息八至，这是做化学治疗造成的，乳癌是不会让患者如此痛苦的。如果做放射线治疗结果是皮焦肉烂、疼痛无比、生不如死，会好吗？当然不会好。

第二，按照中医经络学，我们知道大椎下第三胸椎下身柱穴络肺，第五胸椎下神道穴络心，第六胸椎下灵台穴络督脉，第九胸椎下筋缩穴络肝，第一腰椎下悬枢穴络三焦（西医之淋巴系统），如果我们用指压其穴，患者有压痛点的话，就表示癌症移转了。举例说，如果第三胸椎下有压痛，表示乳癌已经进入肺了，同时患者半夜三至五点必然清醒无法入眠，第九胸椎下有压痛时表示乳癌进入肝脏了，第一腰椎下有压痛表示乳癌进入三焦（淋巴系统）了，同时此椎外开三寸半有奇穴名痞根，如果这处有压刺痛点，表示乳癌进入脑部了。

第三，患者昏迷进入加护病房，病床周围都是西医所谓的维生器具，这是等死期了，西医断定何时会死一般而言都是绝对精准，从不虚发，因为他们有无数的案例记录着死亡，所以他们在这方面绝对没有出错过的。有些患者家属会误解西医真厉害，居然连什么时候死都知道，所以以后还要找西医治，因为他们会告诉自己何时会死，如此就可以早做准备先把遗书写好再说……

157

倪师多次谈及，患者仅凭西医对死亡日期的准确判断而认为西医诊疗完全正确是不合理的，罔顾临床疗效，一味迷信现代科技正确无误也是很愚昧的，往往会付出巨大代价。在后来的日子里，我对此论之体会越来越深，只叹世上迷者太多。

老师知道今天这位患者经济上有困难，就勉励她要持续看诊，并说一定会帮助她，她只需要快乐地面对问题就会好了，先不要管钱的事。老师有一个专门账户，这是一些善心大德捐献的，他们把钱放在这个专户交给老师，贫苦人家的医药费就由这个专户来支付。但其实老师的诊所看诊收费并不高，一般民众其实很容易负担得起。哎，贫病交加，很多人间疾苦都是这样来的。老师的好多案例都告诉我们，有太多的病苦若一开始就能够由中医来诊治，会有多少人间悲剧都化于无形。

有些师兄也曾花很多时间和力量在慈善工作上，但往往只有加深了自己的无力感。贫穷并不可怕，但贫穷加上病苦就惨不忍睹了。我曾经在社区服务中见到两个渐冻人的兄弟，年轻的儿子全身不能动，要年逾七十的老父母照顾他们，好多年过去了，可怜的父母都已过八十岁了，渐渐地不能再照顾这对渐冻人了，其中一位渐冻人患者居然克服困难自杀死亡。闻者无不落泪。如果在最初微有征兆时就可以由老师来诊治，一场人间悲剧岂不化为无形？

我们看到这么多被老师治好的渐冻人，我们不禁要问：这么多的资源和金钱累积而成的现代医疗系统到底带给了这个可怜的家庭什么救助？这几天来，我看到有太多原本西医束手无策的患者在倪师经方的救治下康复，多少回诊的患者带着愉快的心情陈述他们在中医诊治后身体的变化。各种患有癌症、绝症的患者或长期要吃药的患者可以在很短的时间内康复，相信常看恩师网站的人都知道，但是我来跟诊后才真正亲身见证了这一切，在这海外的小岛上有着惊人的千年智慧。有时我真想让所有不信中医而正在受苦的朋友都能来看，哎！正如徐志摩在"我所知道的康桥"一文中说的："不说也罢，说来你们也是不信的！"

在跟诊期间，我看到很多美国的老人家，我只能说他们都是幸运的人，因为他们有了正统经方救治的机会。我更发现他们之中不少是由孝顺的子女带着来请老师诊治，并且是女儿多些。说到老人，想到去年我在加州的一个往事。有一天因为是长周末，星期一不用上班，我和太太及儿子去附近的疗养院做义工。这算是一所比较好的疗养院，环境很不错，但走进去之后，我们的心情却是沉重。我们走遍每个房间去和老人家问候并唱歌给他们听。这不是我们第一次去疗养院，但是和倪师学了中医之后，我看到的是相同的一切却有不同的感想。大多数的老人家都有痴呆之类的问题，这是谁造成的？我注意到医护人员不时会送上每个人该吃的西药，但倪师认为很多骨质疏松与老年痴呆来自西药的滥用。

大多数疗养院的住民床头上都贴了入院之前和家人的生活合照，他们也曾和我们一样在阳光下灿烂地微笑着享受人生。有一次，一位资深的志工告诉我，有一个老人指着疗养院的大门说："进了这个门就出不去了，出去的那一天就是抬出去的。"我们要如何在疗养院的门外拉住往里面送的人呢？在这个疗养院里有一位我认识的长辈，我记得十年前她是很开朗而风趣的老人家。那天看着她无助而失神地躺在那里，我心里想，我有能力劝说所有认识的人远离长年滥服西药吗？当年我自己连一张医师执照都没有，自然说服不了什么人，但就算在今天，一个中医除了靠疗效慢慢取信于人之外，其能影响的人是很有限的。

去疗养院做义工时的见闻，让我一直问自己"我能做什么呢"？在跟诊的时候，我告诉自己，我有幸入了汉唐之门，要在医道上努力再努力、用功再用功，不能停下脚步！今天老师一早提到他对弟子的期许，这是他慈悲的考量。我们想一想，如果有一天要独力面对患者时，如果还要有老师在后面撑着才能看重症，那时心中的慌乱如何能

160

解呢？曾子曰："士不可以不弘毅，任重而道远。仁以为
己任，不亦重乎！死而后已，不亦远乎！"当时此心亦是
如此。

☯吉他老师的手臂痛

今天倪师的吉他老师来诊。他长得有点像披头合唱团
的主唱，巨星保罗麦卡尼。他是一位有名的吉他手，今天
因手臂痛来看诊，老师为他做针灸治疗，分别在肩髎、清
泠渊，以及对侧的太渊各下了一针，立竿见影！老师下太
渊穴时，我想到了老师之前讲到的经方大师曹颖甫患手臂
痛的故事，据说曹大师从肩到尺泽疼痛不已，他女儿昭华
给他用毛姜什么的来熏洗，搞了一个多月才好。老师评说：
"过去的经方家都是开药方的，多半不会用针灸。在我看
来很简单，对侧的太渊穴扎一针就会好了！"这是针药并
施的中医师的特殊之处，也是老师对我们的期许。这位白
人吉他手非常相信老师，对于古老东方的医术也因为疗效
惊人而全然接受。老师提到吉他老师给他在吉他技法上的
启发很大，并说只有在好的老师指导下学生才能得到更深
一层的心法。是啊！若非有倪师的教导，我们学医者岂能
如此轻松地"顿超八地"（佛教术语，意为获得深湛的智
慧）呢？

看诊结束到回家前有一小段轻松的时光，老师和大家交谈分享一下。能有机会和老师在白虎厅天南地北地聊着，这是很愉快的体验。大家在跟诊之后就要回去住所和工作岗位了，不免都离情依依。老师要我们暑假再来，他自述和我们硅谷诸君的缘分很深，期许也很大，这让我非常感动。如果能再来跟诊是何其宝贵的学习机会啊！聊到最后，大家鼓起勇气邀请老师明天晚上来我们住的出租公寓和大家聚餐，我们打算包水饺，做些面食。老师很爽快地答应了，这让大家都很兴奋。本团的两位面食大师要大显身手了！老师就住在这岛上，来跟诊的学生和看病的患者也都在岛上，老师每一次跟诊都会邀请大家去他家里聚餐，但老师是很难得会去学生住处的。

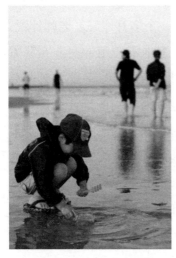

佛州住处旁的海滩

傍晚回到所租的公寓，我们又带着孩子来到社区的私人海滩，只见天青水蓝沙白，一片美丽的沙滩，但人并不多。海风和海水温和可喜，走在轻拂白沙的海水上，一天的疲惫尽消。从太平洋畔来到大西洋畔，这奇妙的因缘来自倪师伟大的传承。美好的夕阳下，我感觉好幸福！

宗师的轻叹

两周的跟诊时间真短，怀着依依不舍的心情，我们开始了最后一天的跟诊。

这天的佛州开始有盛夏的味道了，天空晴朗而无云，看起来应该是令人心情一爽的天气，但是因为明天要回去了，大家在往诊所的车上似乎也较以往沉默不少。这样大规模地全员出动来到佛州可说是相当难得，包括一开始几乎完全不能来的廖明煌师兄在最后关头也来了。而家庭成员的加入更使我们这次在食宿交通各方面的安排都相对困难。来跟诊之前我经历了长期的准备和计划，两周并不长，但相当幸运地看到很多精彩的案例。甚至在最后一天的时候，我们看到了 HIV（艾滋病）病毒感染的患者。在即将返程的最后一刻，还有重大的惊人案例发生！

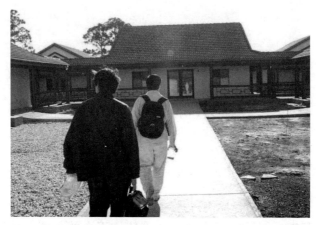

白虎厅后的佛州阳光是许多汉唐经方学子的回忆

一大早，大家步入汉唐中医学院，走过古色古香的回廊进入朱雀厅，我们就可以进入经方神奇的教学殿堂中。这天的患者很多，早上血癌的患者就有三位，老师说这两周好像血癌的患者都一起来了，正好提供大家做比较。

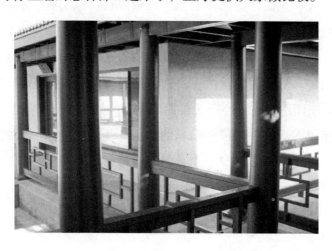

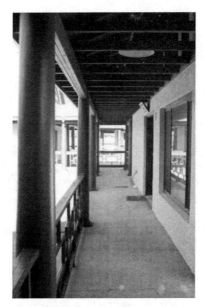

经过回廊走入朱雀厅，你就可
以进入经方神奇的教学殿堂

🌀 三个不同阶段的血癌诊治

第一位是白人男性，因患乳腺癌，手术后转移成为血癌。是的，您没看错，男性也会有乳腺癌的问题。而血癌这种血液病本身是令人非常绝望的一个疾病。还记得在中医学院上课的时候，西医病理学老师说他曾经是某大医院的血液科的医师，在那个单位工作可以说是无奈叹息的时间比较多，因为血液病的治疗是困难而收效有限的。所以

165

这位先生进来的时候，我听到是血癌的问题，一开始想这个大概就是绝症了，但是他是一个回诊的患者，表示之前老师已经下手诊治过了。上周才见到他来，结果会是如何呢？这位先生在老师诊治五周后，日前跑去西医院做白细胞指数的检查，他说他一看结果高兴得大叫大跳！她太太忙问发生什么事，天下患了血癌的患者在看了检查报告后会高兴得大叫大跳的应该不多吧。他今天也出示他的报告，下降的指数令他高兴不已。他很急切地问老师的看法，但老师并没有太大的反应，只是淡淡地说："I know"。老师非常酷地看着问诊单，一语不发地似乎想着要如何再让他更好。哇！真是一代宗师的气度。因为看了太多的血癌患者，老师非常清楚他的药会发挥到什么地步。老师曾说："没有西医动过的情况下，中医治血癌一般疗程四周，小朋友两周。"我们摸了他的脉，好神奇，比之上周他的脉显得不徐不疾，开始有夏日的脉象了，但左脉大于右脉，可见阴阳仍未完全调和（男生的标准是右脉大于左脉）。我们也摸到他的手很润泽，目前手和额头都是温的。

第二位血癌患者是一位牙医，但今天他是来看胃灼烧感的。在老师的诊治下，她的血癌四周就好了。老师一摸脉就诊出她有胃下垂，老师要大家摸摸她的脉，这特别的脉象用来查出此病很快。我们一摸果然如老师说的，左寸脉几难摸到，但右关胃脉大，果然香蕉还是要北极人亲自来看来摸啊！老师在十问后迅速开立了方剂并下好了针。

早上，上周那位来的白细胞过少的血癌患者来复诊了。她在上周初诊，一周的汤剂让她睡得好了，手足也从冰冷变为温暖，另一个重要的指标就是身体热了起来。老太太似乎对要不要再化疗还有疑虑，老师向她说明了化疗之害和我们诊治的方向后把决定权交给她自己。但从这位女士对老师的信任中来看，我想她应该已有定见，毕竟这样的治疗在佛州汉唐中医学院已经有前例。老师告诉她，人体是自然创造的，而我们的药是天然的，同样也是自然造的。

这位白人太太说她和约翰·霍普金斯大学（Johns Hopkins University）的专家做电话会议讨论病情，该专家三次说到中国人在血癌医疗方面比他们先进，几千年前似乎已经有了很多进展。喔，这个霍普金斯大学的专家似乎在门外找到了一点点小线索，而我们正站在这门里来看哩。倪师在美国这么多年筚路蓝缕地开疆辟土，相信终有一天会在美国社会开展出重要的成果。我们要跟着老师向前冲，尽一份自己的力量！

【倪师诊治学习重点】

患者患血癌时，在第六胸椎下之灵台穴及第七胸椎下之至阳穴会有压痛点。此二穴在督脉上，而能补到督脉的是生附子！倪师强调："没有生附子根本治不好血癌。"

血有问题表示骨之造血有偏失，倪师治骨已伤时会用当归四逆汤，故治血癌时当归四逆汤会是重要的基础方。

早上有一对白人夫妇来诊，一看就知道是倪师的粉丝。这位先生说他介绍了很多患者来就诊。他高兴地说："I have referred many friends to see you. So far your successful rate is 100 percent！"（我介绍了很多朋友来找你看诊，截至目前你的成功率是100%。）他今天可以说是来做中医的身体健康检查的。我们发现他的身体非常好，脉象平和且肾气十足，手足温热，晚上也睡得很好，只是肺部略有痰而已。这位先生算是很有经验的中医患者了，他居然把早已写好的十问单拿了出来，当着大家的面念了起来。他在诊间一再指着老师告诉大家："Listen to this man！"（听这个人的话！）这是一位有智慧又幸运的老人家。

把脉测孕

来老师这里跟诊真是惊奇不断。今天有一位华人妇女来复诊，她原本的症状好多了。但老师在把脉后说她可能怀孕了。她自己有点不敢相信。老师要大家把她神门穴至通里穴一带，我们一试发现果然有脉的跳动，也就是在正常的寸关尺的对面也有小脉动。老师说这是怀孕的妇女才会有的脉，代表小宝宝在里面。我们仔细去体察发现果然如此，真是有趣的经验。在这几天中有好多这样的例子。比方说二岁小朋友感冒了，老师说她的食指上的三关必有青色出现在风关上，我们一看果然非常明显。香蕉还是要让北极人看过才有感觉啊！

下午患者还是不少，最后居然一口气来了三个，都来自一个家庭。因为都是初诊而且患者讲西班牙语，必须通过翻译把老师说的英语翻成西语来沟通，老师得花很多时间向患者做说明及教育。先不说患者，负责翻译的年轻人看来很有精神，后来我们才知道他原本也是老师的患者。本来要洗肾的他在经过老师救治后已完全康复，现在肾好了，肾阳也回来了。这样的见证让他的家人也对中医产生了很大的信心。老师说明了治疗重症肾衰竭的要点，补肾要同时兼顾补心，若只治肾，一旦药停，则肾功能又下来了。所以要诀在于治肾必治心，当流汗正常了，病就好了！

这三位患者是我们这次跟诊的最后三位了。没想到最后来了两个很精彩的案例。

第一位老妈妈（负责翻译的年轻人的祖母）被西医检查为乳腺癌，其右臂部痛也被认为是乳腺癌的转移。家人认为八十多岁快九十岁的人不能再去化疗了（其实都不应该去），于是今天来找老师出手。老师在很详细地问诊和检查后，又仔细地给家人教育和信心。老师要我们都把一下她的脉结代的情形，只剩二跳一停了，这表示如不诊治只有二年可活了。这很特殊的脉把起来是很清楚的，在汉唐真是什么脉都有机会遇到啊！

老妈妈的其中一位女儿的问题是手会不自主地振动，右手又比左手抖得更严重些。诊断后，老师认为是血脉神经之间有痰饮，必须用吐法。喔，这次跟诊我算是看到第二个使用藜芦甘草汤治疗的患者了。其实，很多疑难杂症都是由痰引起的，而要对治顽痰，到了比较严重且是属于无形之痰而不容易排出的时候，吐法的运用就不得不提出来，但是因为一般医者在使用吐法相关的方剂时会比较不敢出手。借这个案例，老师讲解了一些利用吐法来祛痰的方剂的运用。

艾滋病的诊治

第三位是 HIV 阳性的患者，也就是所谓的艾滋病。对于艾滋病的原理分析，倪师有详述，大家可以在汉唐中医网站和问止中医公众号详细查看，此不赘述。此妇来此治疗，基本上就是有了生的希望。若有人问老师的治法，其实就是两千年前仲景的"辨证论治"。虽说时间已经早超过汉唐标准时间下午 5 点了，但老师体恤患者，还是花了很多时间向患者耐心地说明，帮助患者建立信念。老师还让大家把了这位患者的脉。就在最后的一刻我生平第一次把了艾滋患者的脉。在后来的跟诊中我也见到老师治疗艾滋病的病患，基本上艾滋病在治疗上除了有个别差异的症状要"随症治之"之外，重点在于艾滋病患者有一个重要的特征是卡波西肉瘤（Kaposi's Sarcoma），一旦看到这个肉瘤，医师可以不用经过化验就可以直接在病历上面注明是艾滋病，而倪师的治法是在委中穴放血。放血的重点是患者必须保持直立，垫着脚尖，用手扶着墙站好，放血的时候医者要戴手套，不要沾到患者的血，然后再用火罐抽取大概每次 5 毫升的血量就够了。老师说因为委中是血溪，是解血液中毒的大穴，一般来说在放完血之后的 48 小时内这些肉瘤会退尽。

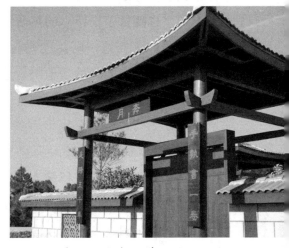

佛州汉唐中医学院的另一个侧门
（见文后彩图 6）

☯《地纪》

这次精彩的跟诊在此终于划下完美的句点。大家都很离情依依。如前文所述，我们大胆地请老师和师母到我们的住处吃晚饭。没有太好的菜和场地，我们在这没有太多传统东方食材的小岛上，只好买了一大袋面粉和本地也买得到的蔬菜，包了饺子并做了些香椿饼及葱油饼。由本团的爸爸们一起动手，忙得不亦乐乎。晚餐准备时间是有限的，我们和老师约了晚上七点，而老师得从汉唐中医学院回家去载师母过来。时间一到，只见老师和师母开心地过来，师母也准备了很精彩的热汤及甜点，大家都觉得太殊胜了。我们高兴地一同共进晚餐。老师和我们谈了很多，也说明了他正在写作的《地纪》这本书的目的及内容。大家都迫不及待地希望有机会一读。

《地纪》是老师在其《天纪》《地纪》《人纪》的传承三部曲中的最后一部。很多人都知道老师的《地纪》是以武侠小说的形式来说明地理堪舆及传统文化的一本通俗小说。老师认为只有通过大众容易接受的形式才容易一点一点把他想要传承的学术思想深植人心。老师在吃完他喜欢的葱油饼之后分享了这本书的纲要：故事的背景设定在南宋年间的西夏国，当西夏国亡国之际，一位西夏国的公主在西夏国一位忠心而文武双全的武士的护送下躲开重重困难而逃出城，并要在江湖上寻找国王托付给他的一件能够复兴西夏、威震天下的重要宝物，而且只有公主才有找到宝物的心诀。谁知此事在江湖上传了开来，各家高手都竞相出手要夺取宝物，一场江湖上的腥风血雨、你争我夺就此展开。

老师说在这其中他会把一些神州大陆的风土地理都写进去，并且把他在"山医命相卜"中的学思融入文字当中。光是听老师讲就感觉非常精彩，我后来知道有几位师兄姐曾经看到过老师的书稿原文，可惜在老师离开后原文并没有留下来。前些年有人知道我写过一些小说并出版，想要我来把《地纪》写完，但是我认为自己的才学实在无法和老师相比，只能说等待后来者了。

茶过三巡、菜过五味，大家的情绪都相当高昂，我们就在这海边的公寓里和老师、师母一起聊了很多。老师提到他即将要展开的神州之行，这令我们大家都觉得很兴奋，毕竟只要老师能够出来振声疾呼，经方的复兴指日可待！但是讲到这里时，老师在言谈中不免有一丝落寞，他叹了一口气，说到他其实从这时候开始应该隐姓埋名、和光同尘地退出江湖，不再出现在世人面前。老师讲他的大限会在他五十九岁的时候，而他应该要做传承的大好流年已经过了，他必须把一些"象"做出来，不应该再出来显扬名号。当时我们还不能体会老师在进退之间的一个难处，而我们也相信老师是这样的一个不世出的奇才，应该知道如何避免命运的安排，所谓"英雄不拘命数"。后来的发展我们也知道，倪师到了神州大陆把经方的星火点燃了起来，引发了中医界的新局。可是当时在海畔小屋的这一个晚上，我还不知道老师这个决定对他来说是多么的困难，他悲天悯人的心和舍我其谁的责任感，让他踏上了燃烧自己最后生命而照亮后人的行程。

我们第二天清晨要离开，老师担心时间会太晚而决定回去时，天空居然下起雨来，这更增加了一股愁绪。送老师和师母上车后，老师似乎想再说什么，但最后只是轻轻地向我们摆了摆手，好像告诉大家所有的叮咛都和大家说了，下回再见。看着老师的车消失在黑暗中，渐去渐远，我心中五味杂陈。回想这些日子来的种种，只能说感谢这不可思议的因缘让我们能投入师门。跟诊之旅不但是跨越美国大陆的旅程，也是我们跨越自己大步向前的旅程。在此也谢谢所有给我们鼓励和支持的师长朋友们。

第三次

跟诊纪事

——2008 年 10 月

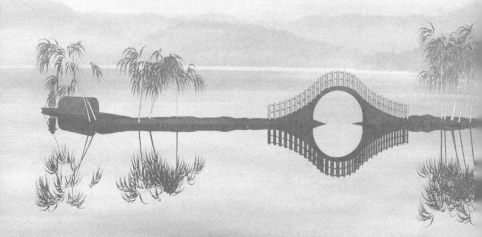

大理国段誉王子的脉

下雨了，好似法雨滋润山河大地！佛州的清晨，在清新中带着一种热带特有的闷热。这种熟悉的感觉让我仿佛又回到了热带海上的故乡。来到白虎厅，那种令人永生难忘的药香扑鼻而来。我又回来了，回到经方学子的心灵故乡。在白虎厅中，又见来自世界各地的英雄好汉共聚一堂。有不少好朋友又见面了，但更多的是新的同学。什么是朝气勃勃，这里有很清楚的景象。

每一次跟诊都有新的收获，老师博大的学养和经验在不同病患的来诊中不断展示出来，虽然在《人纪》影片中老师有很翔实的教学，但临证可谓千变万化，险怪惊奇，许多奥妙必须通过实地临证才可以体会得到。

老师在这一次教学结束后会出国离开佛州，所以不少病患来诊。而要把握这个难得的学习机会的同学也非常多。

177

老师在这次教学中可以说是相当辛苦。

☯小便滴漏带血的太太

　　早上第一位病患是一位有小便滴漏而一日中多次小便带血的太太。有意思的是她在诊室中叙述有肠鸣和热结旁流的病情，听着听着我发现她所诉说的完全符合标准的己椒苈黄丸证。在这次跟诊前，我又再一次努力把《人纪》整理了一次，加上要优化经方专家系统，所以这次跟诊的我对于经方各方剂的熟悉度已然提升了一些。第一次跟诊时我才刚学习过《人纪》一遍，那样跟诊的效果就差了很多，想想不免可惜。

　　有一次在北加州遇到一位中医师，他也有机会可以去佛罗里达州跟诊倪师，他就来问我一些相关的事项。他问我最重要的事情是要先准备些什么。

　　我就问他："你读完《人纪》了吗？教学影片都看完了吗？"

　　这位医师摇摇头说："最近比较忙，我对《人纪》教学影片只看到大概三分之一，内容太多了看不完。"

我又问他："什么时候买的《人纪》教学影片？"

他不好意思地说："大概有八九个月了。"

我除了请他加快学习进度之外，也非常感叹他有这样精彩的学习资料和学习机会，居然是这样漫不经心地对待，他不知道如果这样子去跟诊的话，收获会十分有限。后来我都会告诉有机会跟诊的同门，跟诊前一定要把《人纪》熟读，这样在跟诊时就不会错失微言大义。因为老师预设你已经完全读透了《人纪》，于是很多时候是"正直舍方便，但说无上法"的。

今天这个已椒苈黄丸证的案例中，老师告诉我们，有时患者在叙述的过程中就已经告诉我们他应该吃什么药，这就是一个例子。而要能够有这样的本事，除了熟稔方剂的理法方药之外别无他法。

老师今天告诉我们如何通过左右手的脉象大小以分别攻下或发表的时机。开处方给患者攻下的时候，一定要确定患者的血很足，怎样知道血足？摸左手的脉就知道了，左手的脉要呈现"实脉"。给患者开发汗药的时候，一定要摸摸他的气足不足，右手主气，摸右手的脉是否够实，也就是中取有而重取不失，就知道气足不足了。这是我们以前比较少注意到的诊断思维，通过这样的诊断方式以避免我们在开处方时出现坏症。幸好在第三次跟诊前我已经把之前所学习的知识整合起来，跟诊的第一天，我就体会到跟诊真是有"画龙点睛"的效果。

没想到早上另外来了一位肠鸣可用己椒苈黄汤的男性病患。而这一位是"腹坚大如盘者"，也可以看出他是"阴阳大气不转"。这在仲景先师的书中都有很清楚的说明，但临证上有老师把它指出来，我很快就和《人纪》教学影片上的教学联系起来。如同上次老师说的，要告诉北极人什么是香蕉，最简单的方法就是拿一根真的香蕉给北极人看。这就是跟诊的真髓。

虽然现在大家也都有很多机会可以实习，也可以接触到很多病例。但是回到朱雀厅，站在老师面前，我又有很多新的感悟和启示。老师门下有很多比我优秀的学长学姐，虽然有时会有学长学姐告诉我要多方学习，但医学的"玄冥幽微，变化难极"，若不能一门深入，在经方基础尚不稳固之下就广寻不同的派别，一味想扩大学习，这不异于《法华经》上说的那种放下自身"明珠"而四处追求宝物的人。老师的学识经验实有不可穷者啊！

☯患骨骼疏松症的华人女性

今天的病患很多，下午老师又再一次演出"菩萨心肠，金刚怒目"的一幕，第一次跟诊的学员可能会被吓得要面色发白了，但我这种"老参"可就心领神会了老师的用心。有一位全身骨骼疏松症的华人女性病患，长期吃西药导致身体更差，但她在西医的影响下想东想西，只想要用中医来辅助一下西医，又对中医有很大的存疑，说了很多她听来的中药这不好那不好的问题。哎，接下来会发生什么可想而知。老师虽然很不客气地骂她，但明眼人可以体会出老师是想要救她，要唤醒她！骂人骂到很慈悲，这是经方家的苦心啊！我个人有三个案例都是骨骼疏松症，通过用补肾的八味地黄丸再加上补骨的补骨脂、骨碎补、九层塔根之后都取得了很好的疗效。但最重要的是患者本身要有信心坚持用中医治疗。

今天很高兴的一件事是：去年我跟诊时看到的一位来自台湾高雄的太太，她是老师的高足韩医师的弟媳，她因为多年不孕而请老师出手，老师在去年暑期用中医和堪舆的方法来帮她，并说用了阳药可助其生儿子，今天她传来了近况传真，生了一个男丁！我当时惊讶于老师强大的笃定和自信，《天纪》和《人纪》诚不欺我。我也替他们家感到高兴！

反关脉传奇

今天最神奇的一件事就是我生平第一次看到了有反关脉的人。倪师在为一位很有成就的女士把脉时发现她是反关脉！这位女士可以说是大富大贵，成就不凡，不但学术地位崇高，而且也是全美十大女企业家之一。大家把了她的脉之后纷纷啧啧称奇。《天龙八部》中段誉以北冥神功吸取了黄眉僧、南海鳄神、叶二娘、云中鹤等人的内力，体力真气鼓荡不已。保定帝请了大理两位国医为段誉把脉。段家历代子孙手腕的脉搏都不走寸口，而是直接走列缺。御医一下手就往段誉手上的脉搏把下去。其中一位御医说道："医书上言道——反关脉左手得之主贵，右手得之主富；左右俱反，大富大贵。"段誉的脉搏正是医家所谓的"反关脉"。一般人手腕上的动脉有二条，也就是桡骨动脉和尺骨动脉。大拇指下端的是桡骨动脉，这是一般把脉所取用的脉搏；而尺骨动脉在小拇指下方，属于少阴心脉，一般可以用来诊察妇女怀孕时关于胎孕的情况。桡骨动脉通称为寸口，这是属于手太阴肺经。而百脉朝肺，所以就用寸口来从事脉诊。但是在手阳明大肠经上有脉则非常态！这反关脉极为少见而今日居然得见，更印证了老师在相学上的教导是真有其事的。

海外的宝地

　　这次跟诊的同学真多，和上次来的时候几乎都是损友团的人来全然不同。看老师非常辛苦地在张罗大家一切学习和生活的种种需要，让我们感到很不好意思。跟诊的人相当多，这一次同时有四十几个人，但老师的诊间无论如何是没有办法让所有人都进来，所以有些人必须在诊间门外来听老师的讲解，有些人则得以在诊间内。班长必须在每一次跟诊之前公平地分配，一部分人能进去，其他的人只能在外面听。这真是和上次的跟诊有很大的不同，上次老师特别只留下了我们损友团的人，大家在诊间中可以很清楚地和老师、患者直接互动。但来自世界各地想要跟诊倪师的人实在太多，老师非常慈悲地尽量让大家有机会，结果造成了跟诊人数爆炸的情况。虽然今天没有太多的时间可以让我们和老师说上话，但是感觉上和老师更加亲近。长期研读《人纪》之后，遇到老师在解说病患的病机和用药时大家常会有会心一笑的感觉！在今天的跟诊中我就有这样的感觉。

倪师的肾气之旺真出乎想象。老师今天告诉我，上次跟诊时想请他增补校阅的"经方药对模块"他已经完成了，这是对经方专家系统长远发展而言很重要的部分，这是把经方药对和症状的关系列出的数据库。老师上次在使用完最后更新的经方专家系统之后，提出了这个观念，也就是用经方药对更灵活地组合运用，以面对更复杂多变的临床实战情形。我把《人纪》和我的跟诊笔记中记录的经方药对及相应症状整理出来后拿给老师，老师答应要帮我校正补充，我很惊讶老师居然在如此忙碌的行程中还抽时间满足我这个大胆的要求，更惊人的是老师真的完成了这项工作。当老师把他手写修改整理好的资料交到我手上时，我非常震惊和感动！这是倪师在临床上药对使用的心法总结，老师传给了我，只是希望能够把经方专家系统更完善、力量更强。这一份资料也是临床上非常好的用药指导，这更是日后我发展问止中医大脑的重要基础。感恩老师的慈悲和信任！

晚上和南加州来的两位同门及北加州来的四位同门一起在租的海畔公寓聚餐。南加州的陈正容师姐吃素，所以从南加州带了很多的素食材料，对于长年茹素的我来说，这真是太有吸引力了！这一次并没有全家老小都过来，而且这一次老师特别让我们中医损友团的一行四人都住到他的一间小公寓里。我们要付房钱给老师的二姐，但老师说不必了。受到老师这样的疼爱，我们真是受宠若惊。要知道老师安排的所有跟诊活动都是免费的，来跟诊的人负责自己的食宿开销。但老师居然还把我们安排到他自己的房子里居住，真是非常不好意思。人家都说老师最喜欢硅谷来的学生，他自己也在网站上这么说，看来果真不假。这次跟诊不用张罗全家的晚餐，所以得以每天晚餐都可以到处打游击，也和很多来自不同地方的师兄姐有机会共处，多方学习交流。晚餐时大家聊到未来经方光大发展的计划。某位和我们一同前来跟诊的美国知名大学教授提出很多有见地的想法，令人激赏和佩服。老师的威望和德行已经吸引了天下的英雄才士加入这经方复兴的行列。这是众生之福，套一句老师说过的话："我们会赢！"

☯海外的中药种植宝地

席间大家聊到了中药来源的问题。因为身处海外，我们对于中药材的供需问题会比较担心。一旦中药供给上出现问题，中医未来的发展就会遇到致命的打击。经方发展的隐忧就是中药材的来源和质量。这两年，药材的价格一涨再涨，已经渐渐令原本价廉力强的中药材变成一种昂贵的商品。因为产地在遥远的东方，运输费用高是难免的，但令人生气的是有人大力炒作药材，使得原本救命的物资越来越贵。更有一些不良商家在炮制上动了手脚，以至于有些药材不仅不能治病，还会使身体受到伤害。

当中药的强大治病能力开始在这里被世人所认知时，又有一些来自东方的西药研究者打着"科学研究"的名义在拉中药的后腿，今日在加州境内的中药行中连一根麻黄都难以买到，这样下去，中医能发展到哪里去呢？当药价一再上涨时，我们如何面对病患呢？甚至不客气地说，只要美国有大的财团知道此间有某些药材是真的有效而出手介入这些药材的销售时，中药就要比照西药来大赚世人的钱了。

药价以外，药材的来源及质量更使医者无奈。有时明明是对症的药，但总是不起效，因药材问题使医者一度以为是自己的诊断用药错误。我遇到过好几次这样的情况，都是再次找到好的药材而用同样的方剂才得以起效。如果我们生于此土而无法以此土长养的药材来治症的话，以天地大自然为根本始末的中医不容易在此地长远发展。虽说一针二灸三用药，但很多时候药的使用不可避免。基于这样的思考，我开始留心在美国适合种大多数中药的地方。目前世界上对中医的认识越来越多，而随着中药的使用量越来越大，相信之后中药会变成一个稀缺有限的重要物资，毕竟针对某一味药来说，能够生产道地药材的产区和产量是有限的，如何开拓新的中药种植地点会是一个刻不容缓的问题。在这里我就提到了之前观察到的一个契机。经过几次的探访和一些奇遇，我发现了海外一个绝佳适合中草药生长的好地方，那就是在美国西海岸的奥利岗州的波特兰地区。最主要的原因有几个：

第一个是地形。附子、乌头等经方常用药产在四川，四川四面环山而水道河川在山谷中穿流。波特兰一地高山环抱，位于威拉米特河汇入哥伦比亚河的入河口以南，正是高山加上大河的汇聚之地。

第二个原因是土质优厚。波特兰位于已经熄灭了的上新世－更新世火山堆上。在波特兰附近就有 32 个熄灭了的火山。而附近最近爆发的火山是圣海伦斯火山（St. Helens），它在 1980 年爆发，历时九小时，厚厚的火山灰让此地有一个多月不见天日，而这丰厚的火山灰造就了此地肥美的土地，此地土壤中蕴含的各种矿物质及稀有元素造成了种药的好环境！

第三个原因是此地气候温和、季节分明，平均年降雨量为 1000 毫米多一些。一般来说，波特兰每年有 155 个降雨天，波特兰的气候有地中海气候的特点，雨水的充足使得此地水汽很盛，这和中国的四川相似。

其实已经有不少有识之士在波特兰购地准备种中药。大家也许不知道，在这里，附子长得非常好。

大家讨论得非常热烈，也觉得如果要把经方复兴的工作做好，中草药的来源是必须提前部署的。

从那时起对药材质量的关注，在今天运营问止中医时得到了应用。地处国内，现在的我们比在十多年前身处美国的汉唐更容易采购到各类优质的药材。我们聘请了有40多年从业经验的药师总顾问，药师从中药学徒工做起，后来掌管中药饮片厂，是中药质量鉴别的权威。在他的帮助下，我们一味药、一味药地鉴别、比较，遴选出数百个中药材的进货和验货标准。对于像附子、麻黄、桂枝、大黄、细辛等经方家常用药材，我们甚至跨过药厂直接从源头采购最道地的药材。为经方家准备好攻克顽疾的利器，这是我们问止中医的责任。

夜晚的海风从窗外吹来，加上远处的海浪拍岸声，心情真是欣喜愉快。回去住处的时候，又下了一场大雨，但雨来得快也去得急。这雨不但洗净了大地，也为这跟诊的一天划下美好的句点。

由三阴往三阳

早上阳光普照，昨夜的热带大雨似乎没有一丝痕迹。我们再一次迎着佛州美好的阳光来到汉唐中医学院。

热带的温暖空气对来自热带岛屿的台湾子弟可说再亲切不过了。大家带着兴奋的心情来到汉唐中医学院。每一个在老师这里的日子总是充满了学习的乐趣和对经方的新体会。但我的心情还是有些阴影，因为一起从北加州过来的国瑞师兄早上起床后告诉大家他感冒了。其实昨天下午他就开始头痛，之后到今日凌晨三点痛到无法入眠。半夜起先吃了葛根汤有汗出，后来服桂枝汤之后开始有呕吐；也开始有恶心、口渴、头晕、默默不欲饮食等症状。后改服小柴胡汤，到早上仍头痛、项背痛、发热、想吐、怕风。他只好早上先在住处休息，无法和我们一起去跟诊了。

☯癌症的攻补之道

早上一位白人老先生是肝癌病患。他是老师的老病患了，从十年前，他一有病痛就来找老师。近期他有一阵子没有出现了，但二周前西医在检查后告诉他有肝癌，他听完后立马冲来找老师。本地不少人都知道，如果是重症绝症，一定要去找神奇的中国医师。老师第一次就开了攻肝的药。老师告诉我们："治癌症，患者体力好，则三补七攻；患者体力差时七补三攻。"这一上来就以攻为主，相信老师判断其体力尚佳。老师说木生火，一攻木之后，火也为之影响。这代表什么呢？这代表心会受影响。果真此人有代脉，但因为仍缓，所以可以再攻！一个医生可以如此清楚地掌握全局时，当然可以随症治之而攻守有度了。

老师在早上也清楚地说明了生硫黄这味在奇恒之腑的治症上的主力药物。老师曾在《人纪》教学影片中提到硫黄是中药里面最热的药，它生在火山口，虽然很热但不会很燥，它是热药，重点是行阳的力量很强。很多医者一说到硫黄就会非常惧怕，事实上在临床上如果能够把硫黄用好，会起到比用附子还有力的效果。附子的栽种和炮制一直都是相当不容易掌控的事情，但是硫黄相较起来是非常便宜而且有取之不尽的态势。我曾经去过台北近郊阳明山的硫黄谷，那整座山谷都是由硫黄所构成，可以说藏量极其丰富。

☯腹诊是中医传统

这天老师也示范了腹诊的手法，以之判断卵巢瘤痊愈的程度，有时老师也利用腹诊来做肝脏疾病的诊断。一说到腹诊，有些朋友都想到这是日本汉方医学的特征，这其实是一个错误的认知。腹诊是汉代医学的重要发展之一，熟读《伤寒杂病论》的朋友就会发现，仲景先师在临床上非常重视在体表的自觉和他觉的表现，在《伤寒杂病论》中有大量的腹诊技法和重点，随意列举就有不少，比方说在书中有提到的"胸满、胸胁满、胸腔苦满、胁下满、胁下满痛、膈内拒痛、心动悸、心下悸、心下悸欲得按者、心下急、心下满、心下满微痛、心下支结、心下因硬、心下逆满、心下痞满、心下痞硬、心下痞硬满引胁下痛、心下痛按之石硬、从心下至少腹硬满而痛不可近者、腹满、腹微满、腹痛、脐下悸、少腹满、少腹硬、少腹急结、心下有水气"等。不去深究这些在书中清楚而重要的论述，反而说腹诊是日本人发明的，那真是令人无语。

所以经方家当然要对腹诊有一定的把握才行，这是非常朴素而直接的"切诊"方法。我还记得有一次请教南加州张孟超师兄关于腹诊的运用，他甚至告诉我说腹诊是他在临床上一个最主要的诊断依据，其重要性可见一斑。在这次跟诊中我就对腹诊有了更深一层的体会。

☯肺癌转脑癌的中年太太

有一位肺癌转脑癌的白人中年太太来诊。西医说她只有三个月可活，在倪师的诊治下，现在已经过了半年。老师问其情形，她的胃酸已去，口极渴，喜饮冰水，头也不再热了。内行人到了这里就知道此人已渐得救。老师果然很高兴地说："太好了！所谓阳明无死症。"倪师的治症是以六经为纲要，当病程来到三阴，甚至已经一路到达厥阴病、一路向下沉沦，这样就凶多吉少。而这位女士由阴证到阳明，已经由三阴往三阳转变，这就是"成功在望"了！在这个案例中还有肺的问题，老师就是用前一阵子所说的石膏来攻肺部之坚，这个大寒之药如何能攻坚？老师说石膏此物虽大寒而为阳药，这真是又颠覆了我的小宇宙。果然用之有非常之效。看了此人的例子我真是惊叹不已。病患要去旅行一周，请老师把中药粉做成胶囊。看看这个以中医来治症的例子，你会很感慨用中医来治病太好了，你不用一再住院，居然还能去旅行！

各位读者，如果此人要是进了西医院，还有旅行的份吗？如果您身体有不适的时候选择了经方家来治症，那真是要恭喜老爷、贺喜夫人，您有更好的人生啊！

很多在《人纪》教学影片上老师说过的内容，我可以在跟诊中一再复习和强化。比方说在经方的治症中生姜和干姜的使用区别、蛇蜕和蝉蜕的使用区别、生附子和炮附子的使用区别、巴戟天和阳起石的使用区别等。读者有缘看到这里，不少人会好奇如何在临床上准确使用这几组药。在此我也和大家分享一下本次我在佛州跟诊时的收获：

1.生姜和干姜的区别在于生姜入胃而干姜入肺，因干姜质较轻故作用点较高而至肺，生姜之质略重而下行到胃，两者作用的部位不同。

2.蝉蜕和蛇蜕都治疗皮肤病，但是蝉蜕更着重于治疗在关节转折处的皮肤，蛇蜕则是作用在关节之外大面积的皮肤。

3.生附子和炮附子的主要差别在于生附子专门去里寒，炮附子专治表虚。

4.巴戟天和阳起石都是治疗阳虚阴痿的要药，在治疗阳痿的功效上都很重要。但巴戟天更着重于补益肾精，而阳起石更重在性功能的强化和发挥。

老师今天在皮肤病的临床治症上有一个有用的提示：皮肤白斑多为气不行，皮肤红疹多为血不顺。这是由气血的观点来看皮肤病的诊治。

☯倪师治疗师兄的感冒

到了中午休息吃饭时间，大家马上冲回住处把患病的国瑞师兄载来汉唐请老师看。他原本觉得是小问题不用麻烦老师，但大家觉得"世界经方中心"汉唐中医就近在咫尺，如果不去请老师诊治，实为不智！老师也就在密集的时间表中排上他。当他陈述来诊原因和自己的用药经过时，大家听他自己辨证用方的过程都哄然大笑！原来全是本门作法，但换方也太快了。老师听说他头痛甚扰，马上说可以不用这么痛苦的，只见老师拿出针来，一出手先在合谷下针，再来个太阳透率谷，扎针后国瑞师兄的头马上就不痛了。老师只开了一帖药，老师说："就开一帖，一帖就可以了！"喝了这帖药第一碗后，他的症状开始缓解，但人还很虚弱，当晚喝完第二碗之后胃气已经恢复，大呼肚子饿。就是这么快，在经方的力量下，这一场外感就像佛州的大雨，雨势虽大但转瞬就雨过天晴、阳光灿烂，合于这岛上的天地气象。

今天下午老师叫住损友团的我们说了一件事，让我们发现老师应该常常会想起北加州的志伟师兄。为什么呢？因为上次志伟帮老师装了一个中文输入法。但后来这个输入法会自己跑出来造成老师的一些困扰。看来这是程序的问题，但老师克服不了。所幸这次同行的王钧纬师兄努力了好一阵子，总算雨过天晴地解决了问题。老师用了一下很高兴，看来老师不会再一天到晚想到志伟师兄了。我们直说工程师还是很有用的。

晚上和同学们一同吃饭，结识了这一次来自各地的英雄好汉。这是一个很有意义的活动，这种亲切的感觉是很棒的。茶过三巡，菜过五味，大家的兴致很高，谈得很高兴。通过聚会，大家才知在世界各地有许多和我们有着相同理想的同学正在努力着。

波斯的智慧

　　桃花岛，一个美国本土之外的岛，只有几条桥和本土相接。岛上风土多有类于台湾垦丁之处。汉唐的庭园中种了不少果树和竹子，可见是"茂林修竹"。汉唐中医学院的竹子，象征着老师经常教诲的"中虚为明"的精神，这也正是经方学子面对各种临床挑战时的心法之一。

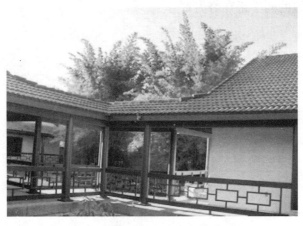

汉唐中医学院一隅可见到的竹子

这次刚来时，我和王钧纬师兄就发现汉唐的院子里种着南国特有的水果杨桃，结实累累的杨桃树上挂满了看起来很好吃的杨桃，不少杨桃都黄透了，令人很想下手。但又有些不好意思。

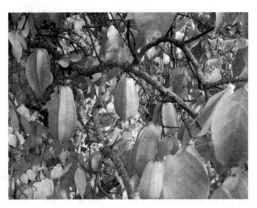

汉唐中医学院庭园里的杨桃树

结果第二天老师告诉钧纬和国瑞师兄说只要是黄的都可以摘下来吃。我们当然就快步跑去摘了来吃。这味道真是令人生起对故乡的怀念。好吃！我们也开玩笑说"要注意是黄的才会入脾，绿的偏入心和入肝"，这是内行人能听得懂的梗。

糖尿病和骨节疼痛的案例

一早起，倪师再一次展示了一代大师的功力。一位有

197

中消症的白人女性，她同时有骨节疼痛的表现。我们完全没有把这两个症状关联起来，但老师提示当土盛（血糖高而有中消）而无法生金反去克水时，肾就会受损，而肾主骨，所以骨节会疼痛。老师推论完，大家还在思考时，老师马上检查她眼睛的肾区，果然受光时瞳孔完全不动且面积极大，她的眼诊信息完全支持了老师的推论。这样一来，遣方用药当然是效如桴鼓了。

一位受西医影响很深的女士今天来复诊。她一再以西医的诊治来问老师，老师已经多次开导，但她仍然非常执着于西医，令老师也有些无奈。此君长期服用各种西药，当她告诉我们她有眼干、口干、舌干时，老师提示大家：眼干乃其肝已伤，口干乃其脾已伤，舌干乃其心已伤。经过倪师的训练后再来听患者的陈述，每一句都在告诉我们各种诊断及用药线索。老师开玩笑说了一个描述 MD（西医 Medical Doctor 之缩写）有意思的看法，他说 MD 代表的是 More Diseases（更多疾病），他们可以卖你 More Drug（更多的药），你会浪费 More Dollars（更多的美元），最后会是 Medical Disaster（医疗灾难）而造成 More Death（更多的死亡）。虽是笑话一句，但个中有无限的沉痛和悲悯。

老师今天说了一段往事，老师说得平淡，但我听起来却有些风浪起伏。他说十五年前，本地的西医医生们联合起来开会要来告倪师，因为有很多患者听了倪师的话把西医给停掉了，西医医生们认为这是不对的，但后来还是不敢告他，因为一调查发现很多患者都说停了西药改吃中药反而有很好的结果。这一告不得了，反而会替汉唐做广告！这样反而会使倪师红起来，因为这些事实会在本地媒体报出来，最后也就不了了之。倪师当年一开始在佛州开门看诊，可以说是在沙漠中播下种子，这是何其不易的事，但后来蔚然成林，则是多少心血和实例的展现。

这两天来，看到部分患者的陈述，我以老师《人纪》里所说的种种心法推想治疗办法而不可得。有想不通的地方，我只好专心看老师如何出手，理清思路之后可以说相当过瘾。而心中推测每有合于老师所说解法时，心中也不免高兴。

今天下了几场大雨，雨中的汉唐建筑显得更有美感。这种大雨让我感觉甚好，在大雨中感到一种热气，这种不同感受在加州时是没有的。加州只有寒雨而无热雨啊！

这天下午有一位白人老太太来诊，她是乳腺癌患者，被西医诊断后一直都没有接受西医治疗，到现在有三年了。在老师这里诊治后老太太整晚可安睡，胃口好，二便也好，足温，身体可出汗，可以说生活质量不错。她说她有朋友也患乳腺癌而且完全接受西医的治疗，如今已然作古。她很高兴她来到这里。看到她和老师在诊间谈笑风生，就像老朋友在聊天一样，我可以感受到她已经走出了癌病的魔掌，有尊严且愉快地过着她的人生。

📀 18 年不孕的中东夫妇

今天有一对中东夫妇因十八年不孕而来请老师诊治。在十问后发现先生似乎很正常，倒是太太一讲大家就恍然大悟，原来是一片寒冷啊！她自述双脚冰凉，各种寒的现象非常清楚。在过去的十八年，他们没有遇到好医生，做了好多次人工受孕都失败了。老师在苦心教育说明之后，夫妇两人都露出开心的微笑。治好不孕不育，医者能分享新生的喜悦，这也是令人愉悦的经历。所以，各位父老兄弟姐妹们，要求子的话，去求神是一种方法，来找中医是另一种方法。

有趣的是这位中东的太太说晚上脚会抽筋，老师要她睡前喝一杯蔗糖水，她居然说她妈妈也是这样说。原来中东的父老相传的智慧也是在睡前喝糖水来解决脚抽筋。老师很高兴在同是古老的文化里有相同的智慧。老师说大家都要听妈妈的话，大家大笑。老人家传承的智慧不可轻视。

看着这位中东太太所说的，我想到金庸的《倚天屠龙记》里，中土的功夫虽然高强，但是来自西域的功夫也是高深，明教教主张无忌学到的乾坤大挪移就是来自波斯的古老功夫，可见两河流域的文明是同样的深不可测。中医的智慧来自神州大地四面八方，是经过数千年实测运用之后的集大成者。看这位太太褐发碧眼，皮肤白皙而鼻子高挺、五官深邃，我在想《倚天屠龙记》里的小昭可能就是类似这个样子吧。

◉疑心胰腺癌，实则阴阳大气不转

有一位病患一直疑心自己是胰腺癌，一直陈述西医的诊断说他的小肠少了一些酵素，老师非常生气，要他去找那个西医治。他说就是不信西医才来找老师的，老师说他的病是小毛病，但是要改变他的思维好难。最后老师一气之下去拿出仲景先师一千八百年前写的《金匮要略》找出这位"阴阳大气不转"的先生的方症说明。我们知道在《金匮要略·水气病脉证并治第十四》中的说明是这样的：

寸口脉迟而涩，迟则为寒，涩为血不足。趺阳脉微而迟，微则为气，迟则为寒，寒气不足，则手足逆冷；手足逆冷，则荣卫不利；荣卫不利，则腹满肠鸣，相逐气转膀胱，荣卫俱劳。阳气不通即身冷，阴气不通即骨疼；阳气前通则恶寒，阴气前通则痹不仁。阴阳相得，其气乃行，大气一转，其气乃散，实则矢气，虚则遗溺，名曰气分，桂枝去芍药加麻黄附子细辛汤主之。

这位先生的描述可以说是一个标准的桂姜草枣黄辛附子汤证，完全是一个标准照书生病的人，老师说："一千八百多年前的古人就把你的病如何治说清楚了，你不要担心。"

☯用类固醇后更严重的皮肤病

今天在跟诊结束前，老师让我们对比了一位严重皮肤病患者的照片，初诊时照片令人看了之后简直吃不下饭，流着脓血的手脚还有因类固醇而造成的硬毛。但在二诊时就有了很大差别，皮肤已经开始干燥。最近的照片中，这位患者的皮肤已经慢慢长了回来。治疗前后的对比，真令人印象深刻！我学到了湿疹的治疗有多种可能的方向。有时候必须设法让患者能够发汗，因为如果皮下有水（皮水），也就是有一些异蛋白在组织间的话，就会引起我们身体的免疫反应，如果我们能够通过发汗把它排出，或者是让微血管的循环能够通畅的话，也可以把一些造成过敏的物质带走。另外还有一个很重要的点：如果有血燥血热的问题也会造成另外一种皮肤病。总之皮肤病成因相当复杂，必须从四诊中区分是哪一种病因，而用所对应的方剂和针灸来治疗。

🔯关于炮附子的见闻

老师找出他在中国四川拍的照片，我们看到了四川震灾的现场，果然大自然的力量惊人。倪师也给我们看了附子产地的照片，目前一般市售的炮附子在生产过程中都浸泡胆巴盐，而老师则在现场监督以生附子直接切片并干燥焙成炮附子，不含任何胆巴盐。要知道，浸了胆巴盐的做法，一斤生附子可做出一斤多炮附子（胆巴盐加出来的），而老师的做法要七斤生附子才能做出一斤炮附子来，这是很大差别。如果不给生产者相对好的价钱，是没有办法鼓励生产者制作高质量的炮附子的。附子是补阳的重要药物，如果没有办法获取好的生附子和炮附子的话，对于一个经方家来说就会失去很重要的武器。目前有一些报道认为炮附子用胆巴盐来加工的话，服用之后容易造成肝指数上升，而我们在临床上看到的结果也确实如此。如果能够有不用胆巴盐炮制的炮附子，临床上就没有这样的弊病。我们今后可以有安全而高质量的附子可用了。真要感谢老师辛苦奔波。

　　今天在问止中医，病患看到自己的处方上并没有"炮附子"，而是有一味药叫"蒸附片"。这味蒸附片，就是按倪师标准制作的产自四川江油的不含胆巴盐的炮附子。其工艺就如前文所述，药农把生附子切片后直接拿上蒸屉蒸熟再烘干。这样做出的蒸附片价格很高，不受市场欢迎，于是愿意这样制作蒸附片的药农越来越少。经过千辛万苦，我们才得以维持了稳定的货源。而这样的蒸附片，对我们今日能够治疗重症可谓功不可没。

玄武大帝的使者

　　这天老师一大早到了，在看诊之前先给大家就昨天的病例做一个说明。老师再一次强调治乳腺癌的原则。乳腺癌是困扰很多女性的疾病，其致病因素除了生理的不当条件之外，更重要的是情志和心理因素。不少乳腺癌患者在家庭、生活上有很大的压力或苦痛，最后情志与心理的不适反映在乳腺癌的产生上。中医自古就有七情致病的理论，可见情绪的管理也是我们做健康养生的一个重要环节。这一点在我日后的临床工作上成为一个很重要的治疗原则。让患者在身心灵上同时得到提升是一个好中医的重要技能，但有时，我还是有感自己毕竟是凡夫，自己的心灵力量不免是有限的。我会介绍患者一些心灵启发方面的资料，或是建议患者能够有宗教上的信仰。只要是劝人向善、平和身心的正信宗教，都是一个非常好的考虑。

☯三个大胖子和中医减肥

　　一大早来复诊的三位病患来自同一个西班牙语家庭。他们虽然病症不同，有骨癌的，有失眠的，更有纯阳明证的，但有一个共同点，那就是三个人都过胖。上次来诊时老师除了针对每人的病症开处方外，更帮他们同时减肥。美国的胖子非常多，这跟此地的饮食习惯有关，大量的垃圾饮食充斥着市场，高糖高盐高油的美式风味，吃起来固然是令人身心舒畅，偶一为之也是还好，但是如果把它变成日常饮食常态的话，这就是肥胖的来源。另一个很不幸的问题是均衡而有机健康的饮食通常售价也比较高，如果还要加上有空闲时间并有钱去健身房做运动，那一般就要经济地位比较高的人才会做到。在美国，胖子不代表有钱，反而比较多可能是代表贫穷到没有办法维护自己的身材。传统美式饮食其实是一般经济状况比较不好的民众最有能力接受的，于是乎，肥胖似乎常和贫穷搭上线。这是我不去深入了解前不敢想象的。

　　三个巨型胖子同时在诊室中，让人觉得整个空间忽然狭小起来。中医减肥有两种主要方式，一种是寒减肥，也就是让患者的食欲变低，大量减少过食的问题，但是这种方法也容易一不小心让人的脾胃受到损害，并不是人人适合，使用起来要非常小心合度才行；另外一个方式是热减肥，也就是让患者的新陈代谢加强，全身的经络及气血循行能够通畅，这样可以让身体堆积的废物迅速排出，人也可以瘦下来。这两种方式的运用之妙就看医者本身在临床上的观察和思考了。另外，老师强调，心的作用出现问题是肥胖真正的根源。结果，这三位除了一位接受西医治疗而不好好配合吃中药者，另外二位都在二周内瘦了六磅。老师和他们开玩笑说最近先不要买衣服，等到圣诞节再买好了。所以说，乡亲啊，要减肥就要找经方家！

老师同时也把那位接受西医治疗的骨癌患者骂了一通，因为他不相信自己的身体给出的讯息反而只相信西医的数字。他又说中药只能自费，而西医是有保险的。哎，众生的痴愚大率如此。在生死面前居然还考虑身外之物的金钱，何况哪怕自费的中药实际一点也不昂贵。本来我以为老师会发飙，但老师今天心情应该不错，只是略晓以大义而已。

☯广东话趣事

有一件很有趣的事得记录一下。我虽然是祖籍广东，但是家里讲的是客家话。本来在来到旧金山湾区工作之前我不会讲广东话，后来因缘际会学会了广东话，也因为会讲广东话结交了不少朋友。我有医师执照开始看诊之后，因为会讲广东话也多了不少讲广东话的患者，能和一些老人家亲切地用广东话交谈是临床上非常重要的一个技能。这次跟诊期间有一位老太太和他的中年儿子一起来看诊，老师先看了她儿子且帮他下了针之后就开始帮这位老太太看诊。因为他儿子讲广东话，老师和大家都以为他妈妈也讲广东话。后来老师发现不能和这位老太太沟通，就叫我来和她讲，不料我讲了老半天自以为很标准的广东话，这老太太还是不太能沟通，大家一度以为我的广东话很烂，我当时真是面红耳赤。后来老师只好请来自香港的同学来讲，没想到居然也不行，这下可就真的不能够怪我了！无奈之下，询问在另一个诊间扎针的儿子，才知道他妈妈讲的是"香港的山东话"。原来住香港的人不一定就会讲广东话啊，哈哈！害我在大家面前好糗！

☯大乌龟的出现

这天还有一件值得一提的事情。中午吃完午饭后，我们到汉唐附近走走路散步一下，略做养生的活动，所谓饭后百步走嘛！结果才从后门出来没多久，居然在汉唐中医学院旁边的草地上偶遇了一只非常大的陆龟，龟壳直径大概有六十几厘米。一开始只是看到一个东西在草地上动，走近了仔细一看这只陆龟真是好大。在古代中国的四大神兽里，乌龟和灵蛇合起来就是代表北方的"玄武"。但是为什么这只大陆龟会出现在汉唐中医学院旁边，我们也不清楚。只是非常有趣地看着它慢慢地在草地上走着，大家靠近想要去拍个照片留念，这时又发现了还有另一只小陆龟也出来了。它们在草地上吃着草，享受着佛州舒适的阳光。可能陆龟见旁边这群又叫又跳的人类觉得讨厌，它们就慢慢地爬到旁边低矮的灌木丛里了。真不好意思打扰了它们的午餐。之前我在白虎厅也发现了一条小小的黑蛇在里面玩，今天又发现了这只乌龟，看起来北方的代表神兽都在这次跟诊期间出现了。汉唐中医学院真是地灵人杰、百兽率舞的风水宝地呀！

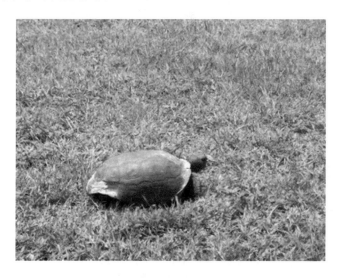

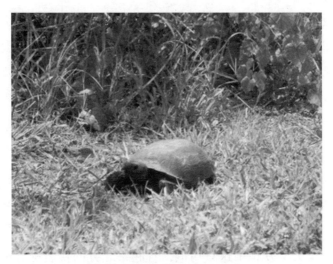

在汉唐中医学院旁的陆龟

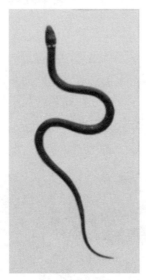

在汉唐中医学院白虎
厅中的黑蛇

这天下午老师在白虎厅说："在美国西医不能用 Cure
（治愈）这个词，而是要用 Heal 这个词。"老师要大家去查
一下英文字典，大家会发现 Physician 的定义居然是 Healer。
这代表了现代医学不相信大部分病能完全好，最好的结果
大多只是"被控制"而已。这值得大家省思。

在跟诊的过程中我遇到很多患者不是初诊，我们大多
数情况下不知道之前原方用的是什么。但没有关系，我已
经渐渐可以从老师的问诊和患者对病情的进程说明中推测
出原来可能的方剂组合来。在事后去查之前的同学记录下
来的医案，通过比较来看自己的推论对不对，就会有一种
学习的效果。我很高兴自己比之前第一次来跟诊时有一些
进步了。

☯患尿毒症但拒绝洗肾的先生

尿毒症病患洗肾是很痛苦的。有一位多米尼加来的先
生说到半夜收到西医院的通知说应该立即去洗肾，他把电
话一挂继续睡。他说他也洗过肾了，不洗还没事，一洗之
后尿毒症患者常见的头晕、恶心等症状立刻找上门了，所
以他来找老师，已经来诊好几次了。在前文中已经提到倪
师治严重肾病的心法，这次跟诊时我对理法方药都已经比

较熟悉，所以知道这个问题只要不是洗肾很久的话，中医还是可以救治的。后来西医一查这位先生的肾功能，发现已经调回正常，就说："You must have done something for this."（你必然是采取了什么措施。）他只好坦白告知这位西医他是吃了中药，这位有医德的西医不但没有骂他，在仔细观察后还告诉他："Wonderful ! Keep going ! "（太棒了! 继续治疗! ）美国有良心且心胸开阔的西医还是有的。一般在华人社会里如果患者告诉西医医师他在吃中药，很可能会被西医狠狠骂一顿。尤其是洗肾患者若说去吃中药的，那在有些西医眼里简直就是大逆不道啊!

【 倪师用药学习重点 】

《黄帝内经》中提到："肾欲坚，急食苦以坚之。"临床上遇到尿毒症患者，我们会用到黄连来解毒，黄连可以坚肾，并预防毒素入心。倪师也多用黄连和黄芩配伍来解血液中的毒（尿毒）。

尿毒者是极寒体质，另一个治尿毒症的诀窍是生附子与炮附子并用!

☯长胡子的印度女士

有一位印度女士居然是因为长胡子来诊。她的体重在四个月内多了 40 磅，有三四个月的时间里经血不下。西医要她开始吃很大剂量的激素，她很幸运能够找到老师。老师说明这全是"心"问题，原理在心阳不足、乳汁运化失序、不降反升、心血不足、经血倒流。老师全然了解整个病机，所以有信心能治。这位女士说她妈妈从小不给她喝牛乳，她是来美国才喝的。老师笑说："妈妈是对的！"

　　下午最后有四位从中南美洲来的华人太太，她们都是老师的粉丝。她们来了之后可真是热闹，听说看诊前一天她们还要集体开会讨论今天如何跟老师应对。大家都有说不完的各种大小毛病，这次远道而来，恐怕要一次看到够本。我们觉得这是很有趣的一群患者，她们让朱雀厅中充满了乐趣，那种医患和乐的关系不是一般西医院可以见到的。老师平常看病压力很大，不但重症患者很多，而且还有些是半信半疑或抱着试试看的态度来看诊的，所以有时候看诊的过程不见得有多愉快。有时候老师的粉丝来看诊，就会看着老师和他们谈话间笑得开怀，我觉得这些粉丝真是支持老师的一个重大力量。有时候老师也会告诉我们，真的是很不想接诊有些患者，但身为医者又不得不全力以赴来救治。

　　伟大的中医往往厨艺高明得很。比方说中医方剂名著《汤液经法》的作者伊尹就被尊称为"中华厨祖"，他不但

213

是商朝的重要名臣、政治家，更是主中馈（即主持膳食）的高手，方剂的达人。班长陈正容医师建议大家举行一个餐会，大家在星期五的中午都带一道自己准备的菜来共享。来自北加州的师兄弟们当然决定做老师称赞过的招牌葱油饼。于是乎，晚上大家在家里做葱油饼，其实主要是国瑞和两位别家来帮忙的同学做的，我只是在旁边打下手。大家期待着第二天在白虎厅举行的餐会。

半年后的惊喜

这天早上老师就尿毒症的治症在白虎厅为大家做清楚的辨证解说。老师以昨天的一个成功病例来说明，对于病在心或肾以及寒热不同，须采用不同的方剂。总结而言，肾衰竭会失掉尿意，并且伴有恶心及眩晕的现象，而我们常说意念属阳，无尿意就说明肾阳已失，肾阳不能固水，所以水上犯中焦，造成"恶心眩晕"。而水克火，所以要先固守住心（可用四逆汤、当归四逆汤等），如此一来病就不会再进。很幸运的是这两天遇到很好的案例。

☯准确的怀孕诊断

这天一早第一个例子让我差点跳起来。这位华人女士在今年 4 月来跟诊时的记录，大家在前文中有看到，老师是用此例来说明孕脉的辨别。且看这段记录：

215

来老师这里跟诊真是惊奇不断。今天有一位华人妇女来复诊，她原本的症状好多了。但老师在把脉后说她可能怀孕了。她自己有点不敢相信。老师要大家把她神门穴至通里穴一带，我们一试发现果然有脉的跳动。也就是在正常的寸关尺的对面也有小脉动。老师说这是怀孕的妇女才会有的脉，代表小宝宝在里面。我们仔细去体察发现果然如此，真是有趣的经验。

当时我虽觉得有趣，但也很好奇老师说的这件事到底后续发展如何。

结果这天居然看到这位太太果然怀孕六个月了，预计11月生产。老师的诊断准确再一次令我震撼不已！半年前我还在猜测老师所说是否是真的，没有想到半年后答案揭晓会是这样令人惊喜。这位太太在4月来的时候问题是大便难和自汗出，然而在今天来时她自述大便很通畅而且出汗情形也改善很多了。她冰冷的两足也已温暖了。几个月前看她脸色黄暗，今天看来脸色红润且精神很好。老师说她是个好患者，非常真诚和单纯，这就是童蒙，所以她就得到了最多的助益。

☯血癌患者的复诊

早上又见到也是我们在 4 月就看到的一位白人女性牙医患者，真是非常巧合，所以长期的跟诊必有很大的收获和启发。老师的弟子、我们的学长学姐中有几位有幸可以长期跟在老师身边，他们都是传承中的重要人物。来看看之前的记载：

第二位血癌患者是一位牙医，但今天他是来看胃灼烧感的。在老师的诊治下，她的血癌四周就好了。老师一摸脉就诊出她有胃下垂，老师要大家摸摸她的脉，这特别的脉象用来查出此病很快。我们一摸果然如老师说的，左寸脉几难摸到，但右关胃脉大，果然香蕉还是要北极人亲自来看来摸啊！老师在十问后迅速开立了方剂并下好了针。

真有幸在第三次跟诊再见到她，这位当时是来治疗血癌和胃下垂。现在这些问题都消失了，血癌的威胁已然远离，以她在十问中的答案可知胃口好、能睡、身无大热、手足热等等，我们不用看西医检验报告就可以知道她的病症都已经远离了。血癌让多少人遭受折磨，令人痛苦和无奈。但对这位就在汉唐中医学院附近开业的牙医师来说，血癌就像一场佛州的大雨，瞬间雨过天晴，大地生机仍在，

217

一切阴霾在经方家的目送下远去。

☯胆结石患者的诊断

有一位白人年轻女性因疼痛来诊，她陈述从后上背痛到肋间再往下痛。当我心中在想对应的治疗穴位时，老师已经拿起耳针探棒往她的右边耳朵找痛点。按压到某个点，在患者叫痛的同时，老师很快再测胆石点以确诊，以迅雷不及掩耳的速度确认胆结石是造成她胆经循行障碍和循经有疼痛的原因。从问诊、切诊到下针用药一气呵成。全部的思路和手法我们都学过了，但在面对问题的第一时间要能立刻拨云见日地做出决断，倪师给了我们一个很好的示范。

星期五的中午，我们在白虎厅举行餐会用来感谢老师以及联络跟诊同学们的感情。要知道我们所处的地方是在佛罗里达州海外的岛上，这边除了美式的超市之外并没有任何中国杂货店。所以本来我想大家能煮出来的菜大概都很简单，我们这一屋拿出来的是葱油饼及素食者可用的香椿饼，我们就觉得已经是非常特别了。没想到同学们各擅所长地拿出了惊人的菜肴，甚至还有台式的小吃，而炒粄条、油饭算是基本款，居然还有豆花、肉圆等这些难得一见的美食。想不到有人会把这些食材通过飞机带到佛州并带到岛上来。果然能来到佛州跟诊的人都不是简单人物啊。

大家先设法赶快地填饱肚子，慢慢就缓下了步调开始聊起来，老师也很开心地和大家聊着。平时因为面对的都是重症患者，其实压力往往很大，能够这样子欢聚一堂实在是难得。南加州的正容、媛婉师姐煮了很丰盛的素食过来。我很惊讶她们到底从南加州带了多少素食食材。这对吃素的我来说，真的是香积上品。后来我又被大家拱上来唱广东歌，读者一定在想：难道小弟我的广东歌唱得很好吗？其实大家喜欢的是一个讲得一口台湾方言的人唱起广东歌来的有趣效果。为了提振现场气氛，我也只好野人献曝了。

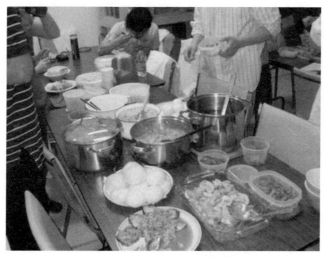

在白虎厅举行午餐联谊会

下午又见到一位今年 4 月间我们见到的老病患，先来看之前的记载：

这一位八十多岁的白人老太太走进青龙厅。看到她时，我就可以感受到她发自内心的喜悦，她开朗的笑真是令人难忘。三年前，她被西医诊断为肺癌末期，宣判生命只剩下三个月。保险公司给她两条路，一条是给她钱去治癌症，另一条是给她钱去享受余生。老太太选择了后者并在当地友人的推荐之下来找倪师看病。三年后，老太太不但活着，身体还越来越好。今天经老师检查之后确认她非常健康。老太太还告诉大家说："我最近才第一次骑了哈雷重型摩托车！那种感觉真是太棒了！"我当场被她那种坚强的生命力所感动。她身体寒热正常且胃口很好，现在还常去跳舞，连五十岁的人都比她的体力差。在诊间时，老师特别要我们摸她的手，那是温暖滑润的一双手。这些日子以来的经方用药效果真是不可思议。她完全遵照老师的指示来饮食和生活。很多美国患者很清楚地看到经方治症的神奇疗效，他们就坚定地接受这千年的智慧结晶。在老太太的笑容中可以看出她对生活充满了自信。

这位患有肺癌末期的老太太，经老师施治已平安迈入第四年，一切都非常好，生活得愉快而自在。但近期，她因为担忧生病中的孙子，情绪悲伤而伤"肺"，致病情恶化，自诉无法吞咽水。她说："I wake up in 3AM, I don't like that！"（我凌晨 3 点就醒了，我不喜欢那样。）这位长期受到经方照拂的老人家，一开口就给大家一个可以清楚理解的诊断信息。除了用药之外，老师也不断鼓励她要心情喜悦，因为喜能胜忧。老师说老人家最高兴的就是追忆过去生命中美好的篇章。

今天还有两位来求子的人，老师笑说我们用阳药多，来诊的人生出来的都是男生。是啊，成功的例子很多。哎，真所谓："中医求生！"

晚上，一群每晚都认真讨论医案的同学们组团去喝茶。这天是周末，大家开始天南地北地聊起来。大家来自不同的地方，却有着相同的理念，自然就相当亲切熟络。这一周的跟诊结束了，太多的内容需要慢慢消化，也期待着下一周的跟诊。回到住处洗漱完毕，躺在床上我还很兴奋，就和同住的钧纬兄又聊到很晚。

☯中医路上好伙伴——王钧纬医师

这第三次的跟诊，有一个比较特别的地方，就是我们那时候找不到适合的住宿地点，最后老师的姐姐帮我们安排在老师的一个公寓里面。我被分配到和我中医师生涯中的重要伙伴王钧纬医师同住一个房间，这真是奇妙的缘分。
当年我开始学习《人纪》和钧纬可以说是非常有关系。当
年他和我都是慈济基金会儿童班课程的家长，在等待孩子
下课的空当中我们就常会聊起来，因为都是做芯片设计工
程师，就会先从工程方面聊起来，后来他提到他的女儿曾
经因为耳朵积水而失去听力，经过开刀之后又再次发作，
直到他遇到一位在佛罗里达的神医才帮女儿治好。当时我
告诉他，我最近因为黄国瑞同学的介绍也想要开始和一位
在佛罗里达的中医师学中医，我告诉他这个医师有多么厉
害，没想到我们聊着聊着才发现我们讲的是同一个人，也
就是我们后来共同的老师倪海厦先生。当年的我们都还只
是工程师，但他说他想要开始学习中医，就问我要不要一
起参加《人纪》课程的学习。正因为他的鼓励，我终于正
式向倪师学习。后来我们一起进入中医学院，一起到佛罗
里达跟诊，最后我们还一起开了第一家诊所。他是我在中
医之路上不可或缺的一个伙伴。

　　他在我们硅谷中医损友团中又有"军师"的称号，代
表他头脑非常聪明而且充满了点子。钧纬平时的话语并不
多，但往往一句话就讲出核心。这正是倪师最喜欢的言简
刚重的人格特质。好像在我的中医之路上，每一站都有他
的同行。这次跟诊因为睡在同一个房间，所以晚上我们都
会聊到今天跟诊发生的案例，往往我不太能够理解的一些

医理关键，他都能够非常冷静地分析出来。他也提到我们有幸能够学到老师的中医心法，这代表之后我们就可以帮助到很多有需要的病患。虽然说，工程师基本上也算是一种造福人群的工作，但有什么能够比中医济世救人更直接的呢？钧纬一直伴着我走了很多中医的路，但是当我两年前正式地开始中医科技工作的时候，他却不幸地离开了这个世界。在他往生前几个月，他还要我教他 JavaScript 和 Python 这些计算机程序语言，没想到就在我在北京深圳两地和工程团队研发问止中医大脑的时候，大洋彼岸就传来了他往生的消息。行文至此，我想到了当时我们在岛上躺在床上聊天到很晚的夜晚，他的幽默和睿智，他的温暖和慈悲，他的大医精诚胸怀，再一次涌现在我心里。

风卷残云般的下针技法

　　佛州的早晨一开始就可以看到满天变化万千的云彩。这对于平日所见都是万里晴空的加州人来说是很有吸引力的。蓝蓝的天空中有一朵朵的高积云，令人心情为之一快。又是宝贵的跟诊日，带着期待和热情（佛州会让您热到不行），我们又来到了汉唐中医学院。

　　白虎厅，一个汇聚经方学子的厅堂，此地有来自世界各地的英雄豪杰，学风之盛，影响之大，堪比一千六百年前北印度的佛教大学那烂陀寺。有时我会想到在白虎厅中曾坐过的师兄师姐们，大家在世界不同的角落都在以经方济世救人，总觉得此因缘之殊胜不可思议。

　　早上一位小姐提到她吸气困难。老师曾把吸气困难和吐气困难在脏腑的虚实上分得很清楚，他曾讲道："吸气困难是肾的问题，吐气困难才是肺的问题。"但实际施治上，今天老师就有更清楚的解说，老师提过治肝的"泻南补北"，但要大家推广而至各脏的治法，于是治肾要"补西泻东"，治心则"补东泻中"。如此一说明，看老师开的方剂中的药对用法就鲜明起来了。这是更深一层的立法，而在临床上又有朴实真切的作用。当"心要"一旦掌握，眼界自然开阔，品读诸方剂，顿时头头是道，尽化老师的用心入阿赖耶识（佛法用语，指第八识，表示根本的智慧）了。

上周来的一位南加州的小姐，她因乳腺癌、子宫卵巢癌来复诊。经老师诊治后，但见她睡眠变好，心动悸改善，大便顺畅，手足温热，严重的附骨脉也不见了。在经方中医内行人看来可以说是有长足的进步了，我这时就想着进步已经这么大了，那下一步治疗要怎么做呢？就在我还在思考的时候，只见老师略一沉吟后问道："月经来时胸部胀不胀？"这位月经适来的女士说不会胀，老师直指她仍有心阳尚未强大的问题，于是乘胜追击以治其心，同时使用了生附子和炮附子来同时强心阳和肾阳。老师最后告诉她，只要心情保持愉快，再加上经方，我们一定会赢的！

今天不少来回诊下针的患者，老师选穴浑然天成，下针水到渠成，当我们还在思考时，老师早已经补泻提插，快如风卷残云一般地下完全部的针了。前两天听一位来自台湾的开业师兄的看法，他说在开业临床多年后，他仍一再赞佩老师的针法，老师下针时，理论和实操示范的结合令《针灸大成》等古籍鲜活呈现起来。我当年也在中医学院修学，下针机会不能算少，但在很多常用穴位和针法方面，老师临床实际操作的手法、方位和一般所知有很多的不同，这次来跟诊体会特别多。而今天我也学到了膝五针使用的同时可以加上桂枝芍药知母汤来加强效果。

今天有一位来自美国西部的奥利岗州的女性，她的乳腺癌有部分给西医开过刀，因为是多年前动的刀，老师最后还是收下了这个病患（老师后来就不收已经开过刀的患者了）。这位女士在老师的诊治下，现在已经大有进步，六大中医健康标准都告诉我们她已经得救了。但今天她在自述一些其他毛病时，不时提到西医怎么说或别人怎么讲，老师很不客气地告诉她不要管别人怎么说，最重要的是自己的身体告诉我们的各种讯息。这是现代人的通病，老师只好又花了心血和时间来改正她的思维模式，诚如老师说的，"好累！"

这几天我看到有好多患者都很怕老师要离开佛州去台湾和大陆云游后没有人可以依靠。老师得花很多时间安他们的心。现在几位非常有实力的师兄师姐在汉唐中医看诊，这些都是长期跟在老师身边的弟子。各地的病患对老师的信任是很强大的，想到老师要以一人之力肩负的工作可真是太多了，要力抗西医和西药厂，要做经方医师的传承，要为重症患者杀出一条康复之路，要为大众作教育，同时还要著书立作。真是太辛苦了。大家要如何一同在经方复兴的大业上协助老师呢？

硬皮症和报刺法

晚上，承蒙正容、媛婉两位同学热情邀请我们一同进晚餐。南加州的同学正在准备晚餐的时候，很不好意思的是我们几个北加州的人就跑到公寓旁边的海滩去散步。海水温暖，晚风清凉，在平坦如镜的沙滩上漫步，非常舒适享受。我捡到了两枚漂亮的贝壳，还看到了被海水冲上岸后留在沙滩上的大水母，看起来有点可怕，居然有人敢吃海蜇皮这道菜，我觉得不可思议。当我们回到两位同学住处的时候，一桌精彩且精致的素菜已经摆满，令我感动不已。

饭后大家一同练习下针，尝试着做老师这几天教过的手法。跟着老师最久的正容班长以我做模特儿来示范"报刺法"，这个方法对于皮肤浅表的肿块相当有用，我在临床上甚至可以用这个方式来治疗对西医来说非常棘手的"硬皮症"。曾经有一位硬皮症患者花了近两年的时间找了不少医师治疗未果，西医最后用特殊的光线去照他脚上的硬皮，结果除了被光照的皮肤变成黯黑之外，原来的硬皮却一天比一天还要硬。当我在临床上使用了报刺法，在硬皮的四周朝向中间针刺之后，配合上当归四逆汤这种改善局部循环的药，三个星期后这位患者整个硬皮变软而渐次消失。这是后来发生的事情，但最早练习这个针法就是在这一个晚上。这天晚上大家扎针扎得不亦乐乎，还练习了睛明穴的扎法。渐渐地在熟练中大家也向着下针如风卷残云的境界迈进。真是很充实的一餐啊！

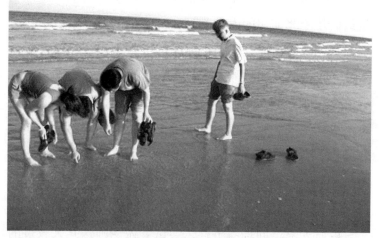

在海边发现上了岸的水母

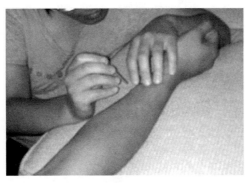

报刺法的练习，手法精确而纯熟，果然是班长

以病苦示现的菩萨

跟诊这些日子以来在佛州的种种学习过程，都是我个人在经方路上重要的资粮。而每一个患者都是一个很好的因缘，他们是以病苦示现的菩萨，透过他们，我们才可以学习到老师在经方上的心法。真的不能不感谢他们。

有位纽约来的小姐在明天就要回去，她的很多症状都是要连续下针才会康复得比较好，但老师在纽约没有开业弟子，也没有办法帮她。比较起来，今天另二位来自美国东北某州的病患真是幸运太多了。这一对夫妇来自弗吉尼亚州，他们在老师的一位学生处先看了诊，而老师也在详细检阅了原处方后加以调整，之后仍可由老师的弟子照看。他们可以说是幸运多了。想到老师的弟子虽多，但有限的经方家放在巨大的世界版图上仍是很不足的。小时候我听过一句话，"中兴以人才为本"。要复兴经方仍要有更多的有识之士投入才行。否则仅凭个人去救人，仍然无法做到圆满。

　　这次跟诊，有很多今年 4 月看到的患者都来回诊，两相比较可说收获不少。最清楚的就是每个人的身体都往老师的六大健康标准在发展。你可以听到患者手足变热了，额头变凉，能吃能睡，这说明他们的身体在经方的帮助下正在恢复健康。

全身严重抽搐的病患

　　又有一位 4 月来看诊的病患的父母来复诊，他们的儿子之前有全身抽搐的现象，老师以藜芦甘草汤将其头部的痰饮排出，目前他正在老师另一个方剂的帮助下走向痊愈中，他父母自述其现在已经有三分之二的症状消去了。这是何等的功德。经方中吐法最难操作，因为过程相当可怕。比方说十枣汤，这是排除水停胸胁而去气机阻滞的名方，但是本方会造成患者上吐下泻，必须嘱咐患者一吃完药就马上坐在马桶上并且抱个脸盆，这样一旦上吐下泻就马上可以处理。在这方中的芫花、甘遂、大戟都是非常强悍的峻药，打成散之后还要用强力固护脾胃的大枣煎汤来送服，可以想见这治疗过程是有多么惨烈。但是老师应用得相当巧妙，效果也就很宏大。

　　前面说到那对由美国东北某州来的夫妇中的太太，她有胃酸反逆、头晕、恶心、足冷的现象，自述吃了当地汉唐师姐开的方剂之后，有吃就会好，一停就会有问题。老师细看全方后曰："全方甚好，但若要巩固疗效要在此方中加炮附子。"这是有汉唐经方学生的地方的好处。

☯肺癌转脑癌的太太复诊

　　我4月跟诊时看到的那位肺癌转脑癌的白人太太来复诊了。老师以单一眼睛视力的模糊与否来作为一个诊断方法，如今半年后再见到这位患者，她各方面的问题都得到了很好的解决，睡得好并且手足已经不再冷，其他症状的消失也告诉我们，她恢复得很好。今天她主要想解决的问题是胃酸反逆。老师告诉病患的先生说："我们用来祛除人体高位的水所用的药，可使你的岳母暂时哑掉。"这位白人先生闻言大笑！学过老师《人纪》的朋友都知道这个药是半夏。咦，记得老师跟华人说的时候是用婆婆作例子，和美国人讲的时候就变岳母。果然是因地制宜，以符民情。在华人社会婆媳关系比较紧张，在美国社会丈母娘和女婿的相处问题最多。而在华人社会里，丈母娘和女婿的关系是"丈母娘看女婿，越看越有趣"。在西方社会是完全不同的，在美国，如果有车子的后座是比较狭小的，他们都把这种位置叫作"给岳母的位置"，表示他们非常讨厌丈母娘，这种不好的位子当然是要留给岳母坐的。

在美国社会行医，有很多民情是大有不同，倪师有多年的经验，处理起来非常细心。有白人夫妇来求子，老师会特别告诉他们用阳药来调理身体，大多数的夫妇都是生男孩子！这次老师点醒我们有些经方常用的寒药其实是阳药喔。老师在《人纪》教学中曾说："石膏有另外一个名称叫作寒水石，石膏本身是色白，味甘辛，有辛辣的味道，味是甘馅的，色是白色的，辛甘为阳，它是阳药！"这天，这对白人夫妇很肯定地说他们想要生女孩子，老师告诉他们得用其他方法来增加生女孩的概率。其实，提高生男孩的概率比提高生女孩的概率来得容易。老师询问了他们住宅和生活方面的情况，仔细说明提高生女孩所需要注意的生活方式。是啊，《人纪》之外还有《天纪》，利用周易六壬的方式来定位就会大大提高生女孩的概率！

荷兰小公主的癫痫

今天，老师网站中提到的"荷兰小公主"小妹妹寄来了照片，老师和之前接触过这位小妹妹的同学都相当惊喜。原来，她的头都是偏一边，颈部肌肉拉紧，经常发作癫痫抽搐，但如今照片中的她和其他小朋友玩在一起，已经和常人无异，好漂亮、好可爱。原先西医曾告知如果使用大量抗癫痫的药仍无法控制抽搐，便要切除她左大脑半球的一部分组织。经方一下去，不仅救了小妹妹，也救了小妹妹的全家。诚如倪师常说的经方真是慈悲的方剂，是上天所赐。有时我会想，这样的故事在汉唐一再上演，我们除了替有缘走入汉唐之门的病患感到欣喜外，还能为在汉唐门外千千万万仍在现代医学牢笼里挣扎的病患做什么呢？我们要更努力传承老师的医术和仁心，要做众生的"不请之师"，令仲景先师所传之经方为世界人类的幸福做出贡献。

辛苦而精彩地看完很多重症病患，晚上老师请全体跟诊学员去岛上一间最大的中式自助餐厅吃晚饭。老师让我们来岛上跟诊学习是免费的，他正在打包行李准备出国，汉唐的事务很多，而且这几天病患也多，在如此繁忙的行程中还要花时间请我们吃饭，真是令我们不好意思。大家一边吃着美食一边和老师聊天，气氛相当融洽，老师也和我们畅谈了未来的计划。大家一直谈到店都快打烊了才依依不舍地离开，结束了这美好的一天。

终于来到了跟诊的最后一天，再一次来充电之后，我心中对未来的修学有了更清楚的定见。每一个案例都是一次学习的因缘，近距离地体会老师医术中的"神"，把它放入我们的心中，纳入我们的灵魂，溶入我们的血脉，落实在我们未来的行动中，这才是最重要的。

今天一早最重要的工作却是去采杨桃。这几天在汉唐中医学院内熟的杨桃很多，挂在杨桃树上金黄可爱，一片丰饶的景象。洗好之后切片一吃，那味道真是太美了，可惜的是我们来得晚了几周，上个月的同学居然有吃到荔枝和莲雾，这都是我们故乡的水果，在这阳光灿烂、雨水丰富的佛州也能开花结果。吃着热带固有的水果真的颇能安慰海外游子的心和胃啊！

一位讲西班牙语的男子因二十二年来以西药控制血糖导致肾衰竭，现在西医告诉他必须洗肾了。他的哥哥就是洗肾多年后死亡，现在他正在他哥哥走过的路上。一位被老师治到不用洗肾的朋友介绍这位男子来到汉唐中医。老师告诉我们，一个人若不能从别人的身上学到教训而必须等事情发生在自己身上时才惊觉不对，那真是痴愚。在这个信息发达、知识爆炸的年代，有这么多现代医疗失败的案例在大家眼前，但大部分的人还是完全相信现代医疗的权威，完全不去静下心来反思这一切。老师发出的是振聋发聩的呼吁，但是在这么多现代医学的信息之下，这样的呼吁显得是多么微弱。也只能说，只有有缘人才能够接收得到了。但我们也相信，这位在最后才觉醒的患者一定可以有和他哥哥不一样的人生！

那位讲"香港山东话"的华人老太太，从上周由儿子扶着进来看诊并且说话有气无力，到今天临去前自己大步地走着，中气十足地拉着同学们说："我遇到神医了。"这个中改变很大。她更要大家看看她的脸，她说她年轻了二十岁了。老师在治症之外顺便替她下了美容针，加上了中药的帮助，大家一看她果然神清气爽、面色红润，仿佛脱胎换骨。我站在朱雀厅外也分享了她的喜悦。

☯前列腺癌患者

今天多是回诊患者，其中有一位是前列腺癌的患者，在老师的诊治之后，情况大有改善。今天他的病情陈述很有意思，已经可以看出他由三阴病变成外感证，在六经辨证的顺序上向太阳方向发展，内行人在此就可以看出之前的治证已经将阴寒之邪往外推了。他现在能睡而且手足温热，老师要他注意症状的变化是不是渐往常人标准走。老师告诉这位白人先生说："If you take my medicine and everything is good, continue to take it till everything is normal. Then you could stop it. If everything becomes worse, don't waste your time and money and cancel all the appointments. Don't come back！"（如果你吃我的中药而各方面都在变好，继续治疗直到各方面都恢复正常，然后你就可以停药了。如果更差，赶快取消之后的预约，不要浪费你的钱和时间，别再回来了！）经方家的自信大率如此！

一位从新加坡来的华人太太今天也陈述，她在老师帮她治了视力之后，现在视力大增，白内障减退。她在二诊之间有去眼科医生做检查，医生非常惊讶她的眼睛在短时间内有如此大的进步。她笑说那位医生百思不得其解，我很替她高兴，也为自己选择了能跟师正统中医而高兴。

❷女性逆经长胡子的用药

前两天来的长胡子的印度小姐今天也见到了，她自述正好月经来，吃了老师的药有很大的不同，她说月经从来没有这么顺畅过。她很惊讶中药的力量。是啊，千百年来多少汉家妇女受中药之惠，这位雅好中华文化的印度女士也是幸运。但她说胡子还在长而且长得不少。老师已有定见地跟她说，上次少了一味药，这次只要加入必有不同。老师解释女性长胡子是一种逆经的现象，而加入的这味药会有很好的效果，老师说他在之前有说过。啊！我当时还一时想不起来呢。后来钧纬兄才提醒我是"郁金"这味药。

跟诊的日子是这样珍贵，好像一转眼就结束了。还有好多珍贵的案例我不能一一报道，我们目睹了老师治症的功力和大师的风采，更感受到汉唐真诚朴实的学风。这次来的同学不仅有来自中国大陆的学生，也有巴西、澳洲、中国台北等地的医生，德国、加拿大、中国香港、中国台湾及美国各州的中医学院学生。我在同学身上学到的是他们那种认真向学的心。每晚有一大群同学聚在一起就当天的医案一一分析并讨论，往往在一天辛苦跟诊之后还要讨论到深夜，那种求知的心令人动容。而汉唐的杰克大叔等工作人员的多方照顾和协助更是令我感谢不已。杰克大叔在周末为大家做种种户外活动的安排，大家都感念在心。在周五的黄昏时分，我们在杰克大叔的安排下在海湾内的水道划船，这是我此行中的一幕风景。在佛州变化万千的云彩下，浩浩荡荡横无际涯的水域映着天光，小舟置身在天地水波之间，个人的渺小和宇宙之大相比，终觉大自然的力量之大非人力可定，"道法自然"是吾师示现给我们的资产，只有顺应天时地利人心的中医学才是自然之道，也才是升众生于衽席之上的正法。天色渐暗，但我们知道，当每一个阳气升腾的一天开始，就是我们朝目标前进的起步。在小舟上的经方学子们是有这样的自我期许的。再一次感谢恩师的慈允而有这一次暑期的跟诊之行。

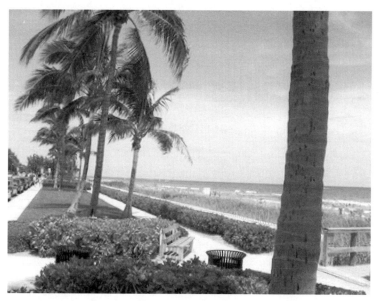

阳光、沙滩、暖风……美丽佛州——那些年的
回忆是这般美好

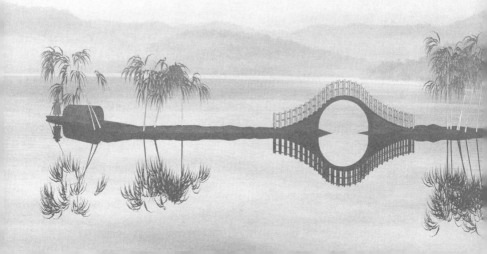

后来的故事：
问止中医大脑

微斯人，吾谁与归

到佛罗里达州的汉唐中医学院跟诊，是我中医生涯中最重要的一个篇章。更何其有幸地能够有三次跟诊机会，因为老师大部分只给一个人一次跟诊的机会，毕竟想要参加跟诊的人数相当多。老师对在硅谷的我们真的是特别关爱，那是一种非常殊胜的缘分。

还记得第二次跟诊的时候老师提到他可能要隐退不问世事，但又放心不下经方的复兴才刚有萌芽，他正在决定是否答应去大陆公开演讲教学的邀请。在我们第三次跟诊结束之后，老师终于决定上路，带着经方复兴的种子踏入了神州大陆的土地，在这孕育出真能救助世人的中医学的母亲大地上，再一次来唤醒大家要珍惜和正视传统经方的重要性。虽然本书之前有提到老师曾经一度有点犹豫是否该出来奔波，毕竟他知道自己的大限已至，他也已经完成了《人纪》的教学并且有了很多的传承，正考虑是否要隐名没姓从此不再出现，但另一方面经方复兴的浪涛才刚起来，如果不能把握这一个大势来向神州大陆的民众撒下经方的种子，那会是一件很遗憾的事情。

毕竟这些年来，倪师虽然在海外受到大家的关注，也启发了很多有心人士，但是在大陆认识他、知悉他的理念的人还是少数。所以他再三思考之后，以"明知不可为而为之"的心情，就如同精卫填海一样，要完成以他自身来说不宜再做的行动。多年以后也证明了老师的努力确实在日后留下了经方复兴的火花，在神州大地上最终果然是"星星之火可以燎原"地影响着这一代中医人。有时候我会想，神机妙算如诸葛孔明者，难道不知道离开卧龙岗还是无法改变天命吗？老师不去逃避大限的催迫，选择走上播种于神州的这条道路，应该是他悲悯世人尚蒙昧于现代医学的困境并且无视于传统中医的可贵，而想要做出生命中最后的一搏吧。

也就在第三次跟诊结束后，我们有一个重要的工作，就是要在北加州的硅谷开始筹备倪师来北加州湾区的公开演讲。本来我还想再去第四次跟诊，因为忙着在做准备工作就没有成行。没想到第三次跟诊就是我去佛州跟诊的最后一次了。

　　老师从来没有对外的大型公开演讲，他把他的第一次大型公开演讲交给了在硅谷的我们，这是非常荣幸的一件事，也是在北加州民众的福气。硅谷是世界高科技的中心，许多影响现代人类生活的科技产业新事物都在这里诞生。硅谷中心最大的会议展场就是圣塔克拉拉市的会议中心。我们一开始对于要用这个可以容纳1200位观众的场地有点担心，毕竟老师难得来一趟，我们希望有更多的人能够听到老师的演讲，但是也很害怕到时候人数过少而场面不好看。没想到自从我们发布演讲通知之后，在线报名的人数立刻暴涨，老师这么多年来的不断笔耕的影响真是非常惊人啊！

　　还记得那时候老师才刚结束一期的带诊活动从佛州风尘仆仆地飞来加州，就立即在加州中医药大学进行博士班的课程教学，当时可以说是轰动一时的首次盛会。当天的演讲是在下午，老师已经上了一个早上的博士班课程之后才过来，当天的圣塔克拉拉市会议中心人山人海，那么大的场地挤满了北加州一地甚至从其他地方飞过来的粉丝。我就认识好几位远从华盛顿州及南加州、奥利岗州过来的听众。老师演讲的题目是"中医为何能治疗从感冒到癌症？"老师从八纲辨证的基础医理开始讲起，一直讲到如何把阴阳辨证准确地应用在人体上，并阐明中医的六大健康标准。与此同时，老师还分析中医治重症的实战经验，

245

让大家知道我们中医面对重症可以治疗到什么程度。

老师的演讲幽默生动，内容精彩而发前人之所未有。现场来宾可谓是如沐春风，反应非常热烈！老师无论是在教学影片上，还是在白虎厅和跟诊学生做心法教学，还是在这种现场的大型演讲，都展示出他无可取代的魅力。老师透过他不可思议但却是实际的案例来说明中医可以实现的治证水平，也让大家来反思现代医学的弊病到底在哪里。他站在中医的风口浪尖，要力挽狂澜改变世人的偏见。这种气魄和雄心，都不是我们这些晚辈可以超越的！

当天晚上，在结束了这么成功的一次活动之后，老师和我们在南湾一间非常知名的中国餐厅聚餐，来自各地的弟子都齐聚一堂，也算是一个小型的同学会。老师非常高兴地跟每一桌的同学互动，也提到了他去神州大陆演讲的一些感触。从言谈中我们可以感到老师似乎知道一些什么事情却不想告诉我们。那天我们聚餐完毕之后，大家说要开车送老师回宾馆，老师却执意不让大家送，他要自己一个人走路过去，大家无奈，只好在餐厅的门口送老师慢慢地走回去，我又一次看到老师渐渐走远而消失在黑暗中的身影。当时大家看老师身体还这么健康，谁都没有想到在几个月后，老师真的应验了他在佛州时告诉我们的命理推论。他老人家真的离开了我们。

几个月后，可以连续几天都不断教学和演讲并始终精神奕奕、身体健旺的老师，居然在很短的时间内忽然无缘由地衰弱下来。我忧心忡忡地飞回了台北，居然见到的是老师的最后一面。老师仙逝的那一刻，我跪在老师身边痛哭。中医界的大师，我生命中重要的导师，就这样地离开了我们。

当时我写下了以下这段文字：

老师走了，不在美丽的佛州而在阴雨的台北。我念着佛号送老师最后的一程。老师像是安睡在床上，似乎在休息着。在这些年的奔走革命之后，老师累了。有这么多需要老师救治的人，有那么多需要老师指路的人。有艰困漫长的路要走，有无数的风雨险阻要冲破。经方的传承，中药的寻求，医学的突破……种种工作的压力下，我每一次看到老师都是那样精神抖擞但却是如此清瘦。老师的脚步总是大步而快捷。看着静静躺着的老师，似乎在告诉我们，这次旅程先在此告一段落。睡梦中辞世的老师，已经上完了最后一课。

当时我这篇纪念老师的文章用的标题是"微斯人，吾谁与归"，这代表了我当时心中的苦痛和悲思。倪师去世前并未有指定传承人，从那一刻起，我也就只好开始从临床上及倪师留下的教学资料中自我学习和成长。我知道同门师兄姐们都在各自的岗位上认真济世救人和学习成长，各自发挥出自己的一片天地。而彼时的我还真的有些失去方向，但想到经方专家系统这个受到老师祝福且在学习过程中伴我成长的工具，我就觉得还是该把这件事好好做下去。

我知道什么是始终如一

在中医学习的道路上，我一直在思考一个问题：怎么才能成为一名大医？其实，在跟诊倪师的岁月中，我对这个问题已经有了一些模糊的答案。直到看到这篇专访，我心中模糊的答案才即刻清晰立体了起来。

"我知道什么是始终如一"，这是倪师对待中医自始至终的态度。在欲流浊世，我们轻易便迷茫在红绿大观，心猿意马。秉"执着金刚心"专注于一门，由博而精，终有大成——这是倪师留给我们的教导。

这份访谈的具体日期已经不可考，大约是 20 年前。彼时，倪师脸颊圆润、气色饱满，手夹香烟——一副全然不同于日后的形象。

249

倪海厦 –Dr.NI

出身于公务员家庭，从小就活泼好动，积极向学。倪海厦医师，从中国台湾出发，立足于美国，是一位享誉中外的中医师，于本刊 [SMARTO HEALTH] 专栏中发表文章，宣扬正确的健康观念以及生活态度，让我们借由这一次访谈的机会，了解其丰富深奥的人生智慧。

Dr.NI'S PROFILE

出生于台湾，目前在美国佛罗里达州为开业中医师，并任职佛州卫生署中医委员会委员。研究中医达三十年之久，深获美国人民及州政府的肯定。

Q：请问老师当初为何会学医？

倪："这有一个小故事，当初我曾祖父过世时，我祖父请来一位唐山师父看地理。师父选了一个墓穴，并跟我祖父说我们家后代会出名医。我还在念大学时，我姐姐因为妇女病的问题买中医的书给我，要我帮她解决问题。结果我真的帮她治好了，我自己也读出兴趣，后来我母亲带我去拜师学中医，从此就进入中医的世界。"

Q：您的理论基础及处方标准都是《黄帝内经》《神农本草经》《伤寒论》及《金匮要略》等中国传统书籍，这是因为师傅的影响吗？

倪："对。也有受到师傅的影响。中医分为两派，一个是北派经方家、一个是南方温病派，我们是属于北方经方家，以内经诊断及经方为主。"

Q：学中医是否很难？

倪："学中医一点都不难，反而是找好老师很难。学中医没有学历限制，有些人即使是博士，还是无法治愈患者。现代人的问题就是太重视名利，喜欢追求自身上有很多头衔，把疾病说得很严重，解释半天还是没有真正治好患者。所以我觉得当医生最重要就是医德，如果无法将患者医好就应该承认，千万不要耽误治病的时机，这会害死患者的。"

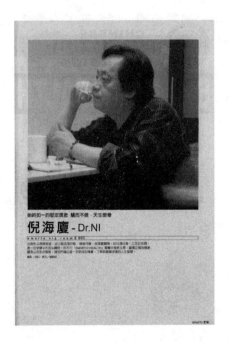

Q：听说您的医院没有病房？

倪："病人都医好了，还需要病房干什么呢（笑）？"

Q：（笑）有道理。您认为一般人会排斥中医，甚至觉得中医很落伍的原因何在？

倪："一般人会觉得他们相信科学，中医一点都不科学，西医才是科学的。其实他们都搞错了。'科学'跟'科技'完全是两回事，西医是科技，需要不断地更新仪器，中医

才是 科学。科学是一个完全不存在的东西，所谓'假设—验证—结果'这才是科学。如果用科学的角度去验证西医，你就会发现有很多错误的地方。"

Q：两三千年前的中医理论，为何能治愈所谓现代人的文明病？

倪："其实人体几千年来并没有很大的改变，人会死于疾病是因为小题大做。以艾滋病来说，其实艾滋病是不会致命的。美国柏克莱医学院教授 Peter Duesberg PhD 曾发表一篇文章证明艾滋病不会致命，并提出上千个证据证明 HIV–Positive 与 AIDS 无关。只是因为媒体封杀，所以这件事并没有被报道，很多人还是有错误的观念。"

倪："很多西医会将文明病归咎于基因、遗传的问题，其实很多都是生活习惯的问题，例如糖尿病是因为有吃宵夜的习惯才得到的，一家人的生活习惯一定是一样的，所以才会有相同的疾病。中医是让人体的环境变好，只要身体变好了，疾病自然就远离。"

Q：您为何会选择到美国开业？

倪："其实我也可以在台湾开个小诊所，但也就是这样了，我无法发挥影响力；美国是一个强者出头的地方，也是一个强势的国家。所谓海能容，所以海能大。如果我可以在这里站稳脚步，全世界都会对中医有正确且更多的认识。我觉得这是真正能让世界看到台湾，并且体验大中华民族智慧的好机会，只要中国能有这样让全世界不得不佩服的地方，我们根本不需要军队与武器就能让全世界尊敬我们。"

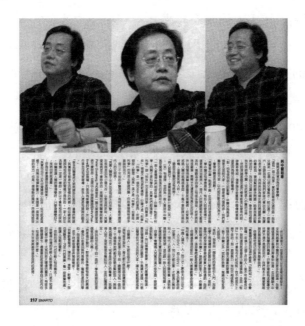

Q：您觉得您成功的原因是？

倪："最重要的是我知道什么是始终如一，你看那种一年换十三个工作的人，是不可能会成功的。我知道我就是要走中医这条路，并且坚持下去，才会有今天的成就。我不相信天上掉下来的，我一直很努力，我也只相信努力，到现在我还是保持每天读书的习惯。"

Q：除了中医之外，您对于命理、堪舆也有很深入的研究？

倪："是的，我是由一个很好的老师引入门，我跟他学了两个礼拜后就靠自己学习研究。《易经》《黄帝内经》及《神农本草经》事实上是相通的，我将《易经》融合在中医上，《易经》讲的是八卦，中医讲的是八纲，这些学问都是相关的。"

Q：您精通命理但对于一般人很喜欢算命的现状有何看法？

倪："中国人讲天、人、地三才，算命天占三分之一、人三分之一、地三分之一，才能真正帮助别人。现代人把这三部分都分开来看，遇到困境时很难突破，这也跟一般人的认知有关，大家应该要多充实自身的智慧。"

Q：您会不会觉得人其实充满不安全感，很容易受到影响？

倪："没错，所以媒体很重要。现代媒体很发达，应该要传达正确的观念，不需讲大道理，只要以简单的方式去告诉大家，让大家都能更成长。"

Q：您觉得人一生都在追求什么？

倪："我有很多朋友，每天都在想到底我还能做些什么？每天就是上班下班，总觉得没有一个目标，不过后来他们都决定要去帮助别人，无论是出钱或出力，或者是用自己的专业……我觉得人到了后来都是在帮助别人，并因此获得满足。"

Q：来谈谈您私底下的一面吧。学生时期的您是个很活跃的人吗？

倪："我是个好动儿，对很多事情都有很大的兴趣。像我以前是玩热门音乐的，电脑也是自己学的，我很喜欢学习研究新的事物。"

Q：您平时都做哪些休闲娱乐呢？

倪："我喜欢看电视、弹吉他、滑雪、射击……我也常听 60～70 年代的音乐，看一些娱乐性高、能让人放松的电影。"

Q：您对于这一代的年轻人有何看法？

倪："我觉得台湾的年轻人都很优秀，只是不知道自己要什么？尤其目前大环境的关系，有很多的问题产生。最重要的就是要追寻自己的内心，知道自己要什么。"

后来的岁月

老师一走，我的中医修学进入了第二个阶段，除了整理分析老师留下的教学资料并在临床上实际治病救人之外，就是不断地研究发展计算机辅助中医的诊治系统。

就在老师辞世的那一年初秋，我通过了加州州政府针灸局的执照考试取得了针灸师的执照，本来我只是帮家人及一些亲朋好友看看病，而有了执照之后我就可以扩大看诊的范围。但是那个时候我还是必须做工程师来养家糊口，全职做一名中医师是不切实际的。

我一开始的行医方式只是在本地的一个中药店里面担任"坐堂"的工作，利用周末来看诊，甚至是每天中午吃饭的时间从公司溜出去看诊。虽然只是在中药店的小房间里帮要来抓药的人看看病，但对我来说这就是一个比较正式的开始了。以前我常常看到在中药店里有一些老医师坐在旁边把脉开方，没想到有一天我也坐在那里看诊。一开始自己来做这个工作感觉也是非常新奇，我还记得看诊后抓药的钱是中药店的收入，而作为一名坐堂的医师，每次看诊的诊金是五十美元，中药店的老板再抽掉三成，拿到手上的大概就剩下三十五美元。

那时候，我在中午经常和我的好朋友王钧纬医师一起溜出来去看诊，有时候中午一小时两个人只看了一个患者拿到了三十五美元，我们就在旁边一家拉面店吃面，吃完面后一个人能够剩下来的不到五美元，但那段经历是非常宝贵的。中药店的老板他们家祖传三代都在卖中药，从香港一直做到旧金山湾区，他们在香港还有家族的老店。所以那段时间，我和他们学了不少有关中药的知识，这些都不是埋头在书本里面的读书人可以学到的。这中药的世界里，学问真的非常多，有时候甚至对于药的知识掌握不全还会影响到方剂的疗效。

同样是人参，要如何辨别好坏？同样是阿胶要如何分辨真伪？有时一些用药心法就是在中药店里跟老板学的，比方说有一次我开了酸枣仁汤这个方剂，老板问我要给患者用生酸枣仁还是熟酸枣仁，说真的我一时也不知道要用什么比较好，他笑笑告诉我说一般来说要生熟酸枣仁各半效果最好，因为生酸枣仁可以让人白天精神好些而多消耗精力，熟酸枣仁可以让人晚上放松睡得比较沉些，两者合用的效果会更好。这是老药工的长年经验，更是在课本上学不到的学问。

后来我和王钧纬医师觉得应该可以两人合伙租个小小的场地来做诊所，当时的计划是星期六来看看诊。有一个自己的场所，就像是大学时候社团的社办一样，没事可以在里面读书、聊天、喝茶。我们找到了一个地点，位置其实并不好，但价格相对便宜，而且这个地方正好就在我们两个人住处的中点。于是我们就开始了周一到周五上班做工程师而周六一天做中医看诊的日子。

之所以我会很重视要有一个自己的诊所，主要是希望能有更多的临床机会。刚开诊所的时候，两个刚拿到医师执照的工程师当然不会有太多的患者。还记得第一天营业只来了一位患者，而这位患者其实还是我的老朋友。他进来以后发现我们空空荡荡的诊所有两个诊间，每个诊间都只有一张诊疗床和一把椅子，可以说是再简陋不过了。后来的几个月也都没有什么生意。有时候周末两个人早上一共看了一两个患者，到了中午就跑出去吃饭，吃了快两个小时的饭之后就在诊所泡茶聊起天来。最后我问王医师下午还有患者吗？他说他没有任何约诊了，而我自己也没有。于是我们就整理一下环境并一起去倒垃圾，然后就关门回家了。当时我们诊所在二楼，一楼是一间贸易公司，有一次我和贸易公司的老板娘聊了一下，她说很少看到诊所星期一到星期五都不开门只有星期六做生意的，我告诉她我们是业余的，她笑了笑说："一开始我还以为你们是做什么非法生意的哩。"

那样惨淡经营的日子大概有三四个月，渐渐地有一些患者觉得疗效还可以，就介绍了一些朋友过来，慢慢地我们诊所的生意好了一些。

但是不久之后我就发现还是有些患者会觉得疗效不理想，而这样的患者来了一两次之后就消失了，有时候好不容易在某些场合遇到，问他们疗效如何，他们会说"有点改善"，但事实上自己回去想想就知道，这些患者其实是因为疗效不好而消失的，之后我也就不太敢再问人家。我那时候在想，能看好的患者表示我所学的其实就可以了，而我看不好的患者才是我必须努力强化的地方。但如果患者看了一次就不愿意再回来，我也实在没有办法在临床上研究和突破。好在当年我还有一份工程师的薪水，于是我就想到了一个方法：我承诺看诊三次如果没有任何效果，第四次起就免费看诊，一直看到好为止。

自从用了这个方法，哪怕一开始给患者看得不理想，但是他们一方面有感于我的诚意，另一方面也觉得反正前面都付了钱而且接下来可以不用付钱，那就不妨继续试一试。这样我就有很多机会把一些原本看不好的病症一个一个突破。有时候对一些疑难的问题，往往看了几次之后还是效果不理想，我自己也会觉得非常懊恼，就逼着自己从各种资料、倪师的医案以及跟诊笔记、各种书籍上去找答案，有时候也厚着脸皮请教一些前辈的看法，于是慢慢地就累积了不少的经验，对于怎样能在很短的时间内改善患者的病痛这件事有了一些把握。

这时候我才会想到倪师有这么多顺手拈来且使用起来行云流水的医术和技法，那得需要多么长期的经验累积呀！还记得倪师常常说"我要你们站在巨人的肩膀上，一下子就变得很高"，这一点我是何其有幸，有了倪师的宝贵真传，我少走了很多冤枉路。更重要的是，在自己看诊之后，我终于明白为什么老师会摒弃一切俗务，不与一般人往来而专心研究读透古书。因为疾病千变万化，一个小小的不同就会带来很多新的挑战，这需要医师投入毕生精力不断精研方才能在临证时随心应对。就在这样的不断努力和积累下，我渐渐地也开始有了一些小小的名气，虽然不敢说是大师，但是对我有信心的病患日益增多。就这样一边白天做工程师一边下了班去看诊的岁月，大概过了七年多。

　　看诊之外，我大部分的时间精力都放在计算机辅助诊治系统的开发工作上，在原来的经方专家系统的基础上，我慢慢地开始思考要如何让整个系统的结构优化得更好，同时通过补充历代大师的临床心得及我自己的就诊经验，不断更新算法及数据库。有时候我有点后悔自己大学念的是偏硬件的电机工程，写软件程序对我来说是一个比较不怎么强的技能，我的软件程序开发完全是靠后期自学而来的，虽然说我在芯片设计开发的工作上也是要写软件程序，但毕竟我不是软件专业出身。当时，同门师兄张志伟医师是美国著名芯片设计辅助程序公司的高级科学家，他本身也是非常专业的高级软件工程师，他教了我不少东西。但以一个不擅长软件的硬件工程师来写软件，恐怕还是比一个工程师变成中医师来说合情合理一些吧。就这样，我小步小步地往前走，在这些岁月中我继续着倪师当年跟我说的工作，不曾间断过。随着云端运算、机器学习、知识图谱等人工智能技术的兴起，我觉得用电脑辅助中医诊治的工作会是一个非常强大的力量。于是我一个人慢慢往前走，这期间我也把一些我想要实现的功能切割成一个个比较小的模块，做成一个个比较小的程序，并改为同时适配电脑和手机浏览器界面的样式。一开始，我就只是和我的学生及有心于此的同门、朋友分享。当时也不知道什么时候才能够真正做出我心目中理想的中医人工智能辅助诊疗工具出来。毕竟有很长的一段时间就只有我一个人独自前行。"路漫漫其修远兮，吾将上下而求索"是我那些年的写照。

走进我诊所的这个人

　　有很长一段时间都是我自己一个人业余慢慢地在摸索计算机辅助中医诊疗软件，我一直想要更多的志同道合的人一起来开发。一开始，同门的张志伟医师曾经在我的软件开发上给了我一些指导，但是后来他因为在高科技公司有更好的发展，决定回台湾去工作了，到头来还是我自己一个人在做。再后来我就想到了一个方法，那就是到本地的中医学院里面教书，希望通过在学校教学的机会，能够找到更多有志于中医并且也有软件开发实务经验的朋友。毕竟学校的学生来自四面八方，比较有可能接触到更多的人。

　　在学校担任中医学教授期间，我除了负责博士班之外还有硕士班的课程，硕士班主要任教的科目是中医总复习，这是每个学校为了要辅导毕业生去考加州州政府的医师执照考试而设立的课程，这是一门把三年内所有的教学内容全部复习一遍的课程，这是有趣而充满挑战性的工作，也因为如此有好几届的学生都和我非常熟悉。但我主要的目的还是在博士班的教学，因为博士学院里面的学生都必须在考取中医师的执照后才能够有机会进入博士学院来修学，我想也许这样我就可以直接找到已经能够临床而且有软件工程背景的人。在我毕业的母校加州国际中医药大学任教之外，我也找了机会在加州五系中医大学教过博士班的课程，主要就是希望通过在教学的时候传播理念，吸引更多和我有相同理念的人。只是岁月落寞，呼吁了很久，我并没有遇到很适合的人。

我常说"因缘不可思议"这句话，这一个奇妙的因缘就是后来问止中医科技诞生发展的源头。

有一次我所任教的中医大学忽然问我愿不愿意担任这一期博士论文的审查教授，那时候我还在高科技公司任职，正好要开始承担一个重要项目的负责人工作，一开始觉得论文审查这个工作可能会占据我太多的时间也就没有答应。但是学校的博士学院主任一直打电话给我，她说因为其他老师都忙，不愿意担任这个工作，她实在是没有办法再来求我一次。这位主任和我算是同乡，有一些同乡的情谊，我不好推却于是就答应了。正式的博士论文答辩在一个星期五的早上，我还必须跟公司请一个早上的假再去到学校的博士论文答辩会。这一个早上有六篇论文要做审查，说起来是比较多一些。我在会前已经阅读过论文，坦白说大部分的论文对我来说并不是很有吸引力，但其中一位张南雄先生的论文引起了我的兴趣。这篇论文不是在传统医理或临床上做探讨，而是研究中医通过现代科技的力量做营销管理的可能，他把中医在现代商业社会中的欠缺做了整理说明，分析了市场上各种高科技工具对中医发展的促进与借鉴意义。

这篇论文的立意很特殊，我觉得是少见的一个研究，但是在现场却引起了一些激辩。主要是有些评审教授认为这篇论文的格式并不严谨，而研究方法也不是在中医学院里面熟知的方式，有的教授甚至认为这篇论文不应该通过。但因为当时我每天所在想的都是中医怎么样能够善用现代科技强大自己，所以这篇论文对我来说非常对味。我并不认识这位张南雄同学，但是我认为这篇论文事实上已经是一个很完整的研究了，除了文章格式和一些论述要略加改变，和几位老师做了沟通之后大家也就没有什么其他意见，于是就审查通过了这篇论文。

在论文答辩会之后，张南雄先生也来和我致意。我们聊了一下彼此的看法，他很惊讶我已经花了很多时间在计算机辅助中医诊治方面。当天我送给他几个我开发的中医在线软件给他。我们相见恨晚地聊了好一会儿，我才知道他是一位非常成功的企业家，由于对中医的热爱让他在工作之余来学校读书取得中医硕博士学位，也考上了加州的中医师执照，这真是一位有心人！可惜他说他过两天就要离开硅谷去深圳出差，我们约了改天再谈。本来并不是很想参加的博士论文审查及答辩，却因为能够结交到这位朋友而有了意义。

张南雄先生工作很忙，我也忙着自己的工作和诊所，我们也就没有太多机会联络。但是因缘真的是不可思议，就是因为这样子的相遇，我的中医梦就慢慢成形而最终真正得以实现。

2017年11月底，我做了一个大胆的决定，那就是辞去我做了二十一年的芯片设计工程师的工作，主要原因是诊所越来越忙，而工程师的工作长期以来压力非常大，我常常下班之后没时间吃晚饭就看诊到很晚，看完诊之后再接着和在印度的工程团队开会，我开始觉得两方面兼顾已经有点忙不过来。到了知天命的年纪，我想还是得要转换跑道，把所有的时间和精力都放在中医临床和自己想做的研究工作上。二十一年的漫长岁月里，我参与了网际网络从初始起步到后来大爆发的整个过程，一直在做网络设备硬件部分的我，想想这二十一年来也算是躬逢其盛，为人类世界也算尽了一分力量。但后来我还是觉得想要做一些自己真正心爱的工作，于是辞掉了工程师的职务，除了在诊所看诊之外就是在学校做一点教学。而有了更多的时间之后，我还是留心默默地在做中医科技的发展工作上，虽然这一切都只是自己把一些成果开放源代码给大家使用，也没有任何金钱的收入。

辞去高科技公司工程师几个月后，我也可以感受得到，经济上虽然还不至于没钱买米煮饭，但是毕竟和工程师的薪资还是有一段差距。2018年4月底的时候，原来公司的副总裁邀请我回去继续做芯片设计的工作，我认为既然已经离开了就不想回去，但是毕竟从现实收入的角度和孩子还没有读大学的状况来看，似乎应该回去再做工程师才对，不少朋友也是这样劝我的。而我原来公司的副总裁，就是当年把我聘用进公司的人，从当年的一线经理高升为如今的副总，他以老长官、老朋友的身份邀请我回公司，这实在是另一个很大的动力。只是当时我心想如果再回去，中医的工作就会减少很多，甚至如同几位硅谷中医的同门一样，最后又回到了全职的工程师事业而放弃中医临床。所以我还是有点举棋不定。

2018年5月初的一个星期二，这一天天空晴朗无云，蓝蓝的天正是北加州初夏的常见风景。在这么平凡的一天，却有了非常不平凡的一件事。

那天中午我忽然接到一位崔先生的电话，他说是张南雄先生介绍的朋友，想要找时间来诊所拜访。那天我正好在四点到五点有时间，我就告诉他可以在那个时间碰面。

下午四点，这个人走进了我的诊所。

他的出现也开始了接下来这一段非常精彩而充满挑战的旅程——我的中医科技之路，忽然间在眼前宽阔了起来，开始了"乘长风，破万里浪"的新局面。

这位走进我诊所的是崔祥瑞先生，他即将从斯坦福大学商学院毕业。虽然只有30岁出头，却已经有很长足的商业资历。初见面给人感觉他是一位文质彬彬的知识分子，但他一开口又令人觉出他是一位非常专业而聪明过人的人才。他提到他和张南雄先生决心发展一项中医科技的事业，他们找到了风险投资的初始资金，想要把人工智能、云端运算、知识图谱的现代科技带进中医的世界，希望能够改变中医的生态，扩大中医的发展。他说他正在找一个在这方面的先行者，张南雄于是介绍了我。

一开始我还真有点惊讶，毕竟在硅谷多年来的努力除了少数的一些中医爱好者和同门师兄弟外其实知道我做的东西的人并不多。经由张南雄先生而得以相识，因缘真是不可思议。我们聊了很多理念和想法，觉得非常投缘。有趣的是，当他提到中医科技可以实现的功能时，我其实已经可以向他展示完成的程序了。无论是体质分析、方证对应、针灸穴位的计算等工具，在过去十年的漫长岁月中我都已经以一己之力做出了原始模型。接下来要做的就是要结合更多软件工程师，把这些工具带入正式的规模化开发，并且还要更多的中医人才投入到中医临床知识图谱的建设上，这需要计算机人才和中医人才的协同努力。

崔祥瑞先生非常惊讶于我已经完成的东西，在听了我的很多未来发展的构想及最终的理想之后，他用坚定而自信的眼神看着我并热烈地握手，他说："林医师，让我们一起完成这些理想吧！"

在这初次的相遇，虽然谈得非常对机且愉快，但是要加入一个新创的公司而全力发展我心中的一些梦想，这一切显得相当不真实。我还在思考他所提出的一些构想的时候，我下一个预约的患者已经来了，我也只好起身送客。

接下来他居然连续三天到我的诊所来拜访，希望我能够加入这家中医科技公司。第三天他还拿出了一张聘书来邀请我担任公司的首席医疗官（CMO）。

我的人生，就在看似要被种种力量拉回到芯片设计的老路上去的时候，这个走进我诊所的人给出了另外一个不同的方向。我还记得第二天的晚上张南雄先生也从台北打电话给我，我觉得也许该是借助这个力量来圆梦了。于是我在第三天崔祥瑞先生来的时候，当场就答应了加入这家新创的公司——问止中医科技。

从硅谷出发，一连串精彩的故事就此展开！

北京的国庆一周

2018 年 10 月初这一天的傍晚时分，天色渐渐暗了下来，飞机缓缓地飞过苍茫的大地，降落在北京首都机场。我第一次踏上了神州大陆的土地。

为什么我会飞到北京呢？问止中医科技虽然起源于硅谷，但是我们认为发展中医必须深深扎根在中医的起源地。除硅谷之外，我们也在北京和深圳设立了办公室。这次来到神州大地，就是为了要跟崔祥瑞和公司的数据科学家李海文一起做集中式的开发攻坚工作。

这一次开发攻坚，首先是要把问止中医大脑的架构确定好，同时我们也会基于现有的数据库做算法上的研讨，希望开发出中医大脑的原型。李海文是北京大学的数学博士，拥有数学和计算机的双重背景，而此刻同时在深圳办公室展开工作的有两位天才型软件高手，分别是梁建新和李伟泽，他们一边组建工程团队，一边协同北京办公室展开软件开发工作。万事起头难，我们必须在短短二周之内就把初始版本攻坚开发出来。

走出机场，崔祥瑞和李海文已经在外面等我了。我们难掩兴奋地驱车进入市区，他们为了要欢迎我这一个长年茹素的人，特意找到了一家纯素食的餐厅，这还是一家台式的素食餐厅，这令我在北京的第一餐就觉得非常自在和愉快。我们一边吃饭一边开始讨论，主要是关于把我原本分别写出的各种程序要如何整合，以及算法上怎么利用知识突破和深度学习的力量强化诊疗计算的精确度。我们也确定了产品形态，就是直接通过浏览器而把运算放在云端，不采用老旧的下载软件包的安装模式，由此中医大脑才可以在深度学习诊疗案例后实时更新算法和智能程度，这才是可以把整个系统的灵活性展现出来的最先进的方式。目前的云端运算的能力和规模经济都是比较成熟了，这比起当年我做的单机版的经方专家系统而言，中医大脑当然是进化了一大步。

当时我们住在北京的二环，从所住的十一楼的窗户向外看去是一幢体育馆，望之心旷神怡。我负责把数据库的格式重新制定，然后大家开始来讨论在算法上的细节，我们一边讨论也一边开始开发初始程序，并开始录入一些测试案例程序跑出结果来检讨。

初到北京的那天天空还是雾霾笼罩，但是第三天后居然天空完全放晴，呈现出万里无云的蓝天，空气变得非常清新。而我们开发这个程序的思路，也从一开始千头万绪而模糊不清到渐渐掌握方向制定细节之后如同迎来万里晴空一般地清晰起来。

经过十多年的积累，我在中医专家系统方面已经有了一定的成果。然而专家系统毕竟是过时的技术，不能达到应对临床错综复杂的病情、病机，并灵活、精准用药的要求。我们希望这套中医辅助诊疗程序首先能"理解"中医临床尽可能丰富的知识，进而面对患者时，能像名医大师一般针对患者个性化的疾病和症状进行分析和推理，给出最适合这位患者当前病情的、经过中医大数据案例反复验证过的最佳处方。只有达到这样的水平，我们才能够允许这套中医计算机程序真正辅助中医师给人看病。

我们反复思考一位非常有经验、临床水平非常高的老医师在面对患者和症状时，他是怎样去思考使用方剂及单味药。我们必须模拟人类医者在辨证时的各种规则和思维模型，然后以统计学的方式在庞大的中医数据库里面进行验证。所幸的是，我们在人工智能的技术分支之一"知识图谱"这里找到了最适合我们的解决方案。基于十多年做专家系统所积累下来的中医临床知识库，我们经由数学、统计学和软件工程的手段，把知识库升级为能够"认知"中医临床逻辑结构的知识图谱。

中医大脑的中医临床知识图谱立足于实体抽取，如方剂、药对、单味药、症状、疾病，并定义了实体与实体之间的关系，如方证关系、药证关系、病症关系、症症关系、脉症关系、舌症关系等，继而定义了实体与实体之间的属性，如寒、热、浮、沉、升、降、润、燥等，最终通过算法实现了针对各类疑难重症的精确临证推理，开具出经过海量数据验证过的最佳方药或针灸处方。

结构的制定是这一次在北京的工作重点。我也因为之前二十一年的工程师工作经验而提出了做程序检查脚本、版本管理流程及建立反馈验证（Regression）机制等这些基础但重要的工作规范。这是我们日后得以不断发展的基础。

当然，后来随着我们直营诊所及问止联盟医疗机构所积累的大量案例，我们又引入了机器学习的技术手段，让计算机程序能够从真实案例中不断"学习"并掌握新的中医临床"经验"。这里的"经验"不同于人类医师的经验，对计算机而言，中医临床的"经验"就是具有显著统计学特征的医疗大数据——每学习一套"经验"，计算机程序就变得更智慧，在治疗这一类病症时就有更高的有效率。进化到今日，问止中医大脑已经掌握了治疗3000多类病症的中医实效治疗方法，熟练应用8000多首经方及后世时方且能针药结合开出经络腧穴、董氏奇穴、头针、腹针、耳穴等针灸处方。每一则随访标记后的诊疗案例，都引领着中医大脑在计算分析上的考量，而诊疗数据量的增长又为我们提供了很多不同的辨证和用药思维。到后来，定期的中医大脑大数据分析成了我们很大的学习机会和乐趣。

在北京的日子是集中式攻坚开发，可以说从早到晚都是在 War Room（战情室）里。战情室的做法，在我的硅谷工程师生涯中参与过好多次，通常是当某个产品处于非常紧急的状态下，公司把相关的工程师和各级主管关在一个房间里面，从早到晚加强式工作，并且供应三餐饮料水果等，大家集中在一起随时开会、讨论、修正、落实。这是用来加快工程进度的常用方式，每当战情室开启就代表着整个人的身、口、意就必须完全投入。每一次加入战情室都是很大的挑战，工作情形之激烈往往令人毕生难忘。而我们这一次在北京的工作可以说是超级战情室的做法，连续几天都是从早上九点一直工作到晚上十一点多。往往当我们在不断讨论修改演算的过程之后，我们才发现一天的时光很快就过去了，虽然有些疲累但更多的是兴奋。我们不断地讨论，也写下了各种笔记作为之后发展的备忘录。

那时候，在一些要做方向性决定的关键环节，我往往会设想如果倪师在场的话他会怎么做。一些跟诊时的种种回忆也会投映在脑海。计算机的语言居然可以把人的思想沉浸在其中，还真是一个美好的经验。在中医大脑的开发过程中，我很惊讶于李海文、梁建新、李伟泽这三位年轻的工程高手的学识和能力，往往我刚刚讲出了一些想法和构思，他们很快就能透彻理解，并在很短的时间内就开发成能运行的程序呈现在大家面前。在北京的战情室里，大家好几次兴奋到都不愿意花时间吃午饭，非等到大家都觉得饿到再也做不下去了才休息一下出去找点东西来吃，一吃饱就由崔祥瑞准备好浓茶，大家立刻继续投入工作。

多天的努力之后，崔祥瑞想到我们是不是可以拿些名家的医案丢给中医大脑测试一下。我还记得崔祥瑞随便搜索了一则医案，是经方家黄仕沛先生治梅核气及相关病症的，我们按照医案上的四诊信息录入中医大脑。这第一次的测试，中医大脑的开方居然与黄仕沛先生完全一致！这让我们非常兴奋！仿佛看到了中医大脑这位医者活了起来。接下来又试了很多名家医案，当然结果并不完全一模一样，但相同的比例很高，所开具的基础方多有一致，而在加减上常会有不同。

后续随着中医大脑所测试的医案的增多，我们也可以看得出来中医大脑有其独特的用药方式，因为中医大脑带有了经方家的临证学术特色，首先重视针对主证的治疗力度，其次考虑改善患者的基础体质，故此会做出和名医大师略有不同的用方用药。从其理法方药来看，其实并不能说中医大脑不对，甚或其中有一些结果我认为中医大脑的处方更好。当然这就涉及要在临床上来验证的问题。后来，我们经过反复讨论后认为，一方面需要让中医大脑直接投入临床以验证疗效，另一方面中医大脑也需要带有明确随访结果的案例才能够不断"学习"、不断进化成长。这些体悟成了我们日后开始成立人工智能中医诊所的滥觞。北京之行的 8 个月后，问止中医第一家中医诊所在深圳开业，不过那是后话了。

经过许多天的努力，我们终于有了初步的成果，中医大脑的第一代第一版宣告问世——盘古 1.0 版。集中式开发宣告初步成功！大家松了一口气之后，决定抽出一天的时间带着我畅游一下这充满历史和文化的北京城。白天我们花了很长的时间逛了紫禁城，在傍晚时分我们走出了午门，一路慢慢走到什刹海附近去找晚饭吃，晚上到了德云社欣赏了"非著名相声演员"们的相声。我们享受着清凉的晚风，沉浸在相声的美妙中。走在北京古老的市区街道上，我觉得路边的一砖一瓦都透露着一段古老的历史，那一栋栋充满着令人生发思古之幽情的建筑，见证了这几百年来帝都的兴衰变化。而当你抬起头来看向远方，你可以看到远方的新式高楼大厦。这让我想起了我们的工作，就是立足在古老的千年中医智慧上，要一路走向运用所有最新科技力量的未来道路上。走在这新旧交错的北京城的路上，我欣喜又期待。

倪师与中医大脑，悠然十二载

2020 年 7 月份进化的中医大脑"学习"并掌握了倪师对治各类癌症、血液病、尿毒症、自身免疫类疾病、神经退行性疾病等各类重症的用方用药思想。从倪师当年指导开发中医经方专家系统到今天，已经 12 年了。

很难想象，倪师深研经方，一头钻进故纸堆里、草药房，居然会对"中医计算机程序化"抱有极认可的态度。许多人误以为中医只有经验性的一面，倪师却很早就意识到中医的经方体系有着严谨的逻辑结构，在"方证 – 药证 – 合方 – 加减"的推演上有着计算机程序一般严丝合缝的推导过程。

弟子 林姓矽谷電腦軟體工程師 敬上

老師評語：這是位來自加州矽谷的電腦軟體工程師，他深信中醫學中經方之學才是真正能代表正統中醫的醫學，本身雖然出身於理工方面專長，但是也因為有這樣的基礎，所以更是了解中醫學是物理醫學，跟西洋的化學醫學完全不同，中醫才是真正的科學，西醫只是科技而已，不是科學，現在他除了進加州中醫學院深造之外，更認為經方學的傷寒論與金匱，根本就是電腦程式的語言，他已經將之程式化，如必將更方便於未來的學者學習，並且可以讓不懂經方的民眾，只會使用電腦，就可以替自己看病與治病，其對於條辨整理，已經是非常完備了，現在我正在利用有限的時間來做些測試，只要確定沒有遺漏與疏失，我們就會想辦法讓需要的人得到這一個經方程式，此舉可以讓經方普及到人人都會使用的階段，這個程式是由幾位電腦軟體工程師，發願合力製作出來的軟體，除了內容正確之外，還同時兼顧到界面的美觀，真正是無量功德，我相信將來必然有成千上萬的人民，將受惠於這個軟體，願經方永遠流傳於世，這是我們中國人的驕傲，也是國之魂也。

漢唐中醫 倪海廈謹記於佛州2008年10月25日

上图是倪师的评语：这是位来自加州硅谷的计算机软件工程师，他深信中医学中经方之学才是真正能代表正统中医的医学，本身虽然出身于理工方面专长，但是也因为有这样的基础，所以更是了解中医学是物理医学，跟西洋的化学医学完全不同，中医才是真正的科学，西医只是科技而已，不是科学，现在他除了进加州中医学院深造之外，更认为经方学的《伤寒论》与《金匮》，根本就是计算机程序的语言，他已经将之程序化，如必将更方便于未来的学者学习，并且可以让不懂经方的民众，只会使用计算机，就可以替自己看病与治病，其对于条辨整理，已经是非常完备了。

现在我正在利用有限的时间来做些测试，只要确定没有遗漏与疏失，我们就会想办法让需要的人得到这一个经方程式，此举可以让经方普及到人人都会使用的阶段，这个程序是由几位计算机软件工程师发愿合力制作出来的软件，除了内容正确之外，还同时兼顾到界面的美观，真正是无量功德。

我相信将来必然有成千上万的人民，将受惠于这个软件，愿经方永远流传于世，这是我们中国人的骄傲，也是国之魂也。

汉唐中医 倪海厦

谨记于佛州

2008 年 10 月 25 日

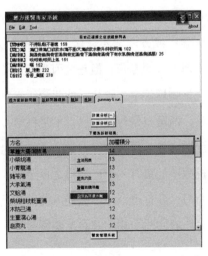

2008 年中医大脑的前身——经方专家系统

我犹记得当年第一次把"经方专家系统"交给倪师审察试用时的忐忑与兴奋。毕竟只是粗略的一步尝试。

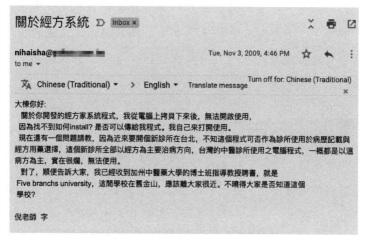

与倪师往来邮件

倪师提到"近来要开个新诊所在台北，不知这个程序可否作为诊所使用于病历记载与经方用药选择，这个新诊所全部以经方为主要治病方向，台湾的中医诊所使用之计算机程序，一概都是以温病为主，实在很烂，无法使用"。

12年后的今天，我始能向倪师回报："是的，今天的中医大脑已经有完备的基于经方的人工智能辅助诊疗功能、医师预约、病历及诊所管理系统，我们也开设了以经方为主、治疑难重症的连锁人工智能中医诊所——问止中医。"

　　这次有机会向老师 Demo（演示）经方诊断程序，硅谷的汉唐师兄弟多是学电机的，只因老师的网站才进入经方的世界，更因老师济世的感召才开始在工作之外投入中医学院学位的修学，虽然学校教的东西和老师所授有极大落差，但大家希望能依此取得执照，将来在美国一地可以有机会为光我宗门尽一分力量。

　　对于这个工具，老师不以我们的经方功力尚浅而非难，反而多次鼓励。老师并就未来如何利用这个工具来帮助偏远而无经方家的地区民众，提出他的想法，老师认为我们可以依此施药给贫苦的人，让经方这个重要的民族资产能照顾偏远的众生。

　　末学在朱雀厅中听倪师慈悲地告诉我他济世的计划时，心中非常激动。恩师真是"医之大者"。我觉得老师之所以为当代的大师，不只是医术更是仁心。跟诊的同学大家都很敬畏老师，但我认为老师是很慈和的人，但听老师怒目骂西药厂时的"金刚怒目"，我们可以体会到什么是孔夫子所说的"望之俨然，即之也温，听其言也厉"。末学也深感老师在传承中责任的重大，希望能早日学成而在此一大业上能尽自己的力量来追随老师。

弟子

林姓硅谷计算机软件工程师

敬上

这是我当年的跟诊心得中的一段话，也是记录在 2008 年那次跟诊日志上。在我的记录上写着早上倪师在看病之余要我演示一下经方系统，之前倪师读透了手册，对这个系统的细节已经有了清楚的了解。演示后，倪师给我具体的指导方向：

1.剂量要做到现代化，他肯定地告诉我中国的老一辈药师说仲景师一两是现代的五克。

2.出现峻剂时要打出警示，必加上详细的说明，避免医生误用。

3.以症列单味药的功能很重要，非常值得做。

今天的中医大脑，诞生在知识图谱、深度学习和云端计算成熟的好时代，在原有十多年的知识图谱的积累上进行了更高级的算法开发，不仅实现了上面的三条，更在基本延续倪师思路的基础上，把倪师治疗癌症、血液病、肾衰等各类重症的用方、用药融入在内。

倪师认为，这个系统最大的功能是普及经方到每一个偏远的地方，普及照顾没有医生可看的人。

倪师肯定地告诉我"经方救济众生的大业一定会成功的"。"我们会赢！"老师坚定地说。

与倪师往来邮件

　　在开发中医大脑的两年多时间里，为了要让中医大脑模拟顶级人类医师的思考模型，我们仿佛经历了这两千年来的中医发展史。把中医传统的理法方药的思维过程转换成中医大脑的语言，实为不易。最开始，中医大脑全然只有经方，进而在后续的版本升级中中医大脑"学习"了唐宋以降的中医发展重点，不断地扩大了中医大脑在《伤寒杂病论》之外的可能的发展，不仅囊括了温病学派，还吸纳了历代有独特学术代表性的名医大师的智慧，像陈士铎、傅青主、郑钦安、张锡纯等。在研发期间，我们果然见证了如倪师所说的那样，经方逻辑极为完整、结构清晰、理法方药规则俱全，是一套计算机可以完全"理解、分析、推理"的知识体系。而仲景先师在《伤寒杂病论》中有关合方、变方、加减、药对的示范，都成为我们去扩充中医大脑人工智能思维的启示。

中医是实证医学，中医大脑若只停留在研发阶段而不能够造福世人的话，我们仍然距离理想的实现甚远。几经讨论之后，我们决定要创建自己的诊所。虽然创办实体诊所初期的经费开销很大，而且我们并没有在深圳经营诊所的经验，但是最后还是决定非做不可——中医大脑疗效足够好，便一定要让中医大脑能够直接造福千千万万求医无门的病患。

决定看似理所当然且势在必行，但是执行起来的困苦艰辛实在不是一开始我们可以想象到的。还记得开设第一家诊所的时候，我们很快意识到不但人事费用迅速扩大，而且每一个细节都要用到钱。当时我们除了大医小课在网络上卖些课程及几本近乎成本价的笔记以外，并没有其他什么收入。我们第一次感受到资金快速消耗的可怕，所幸的是，随着中医大脑在业内渐渐有了影响力，我们很快完成了第二和第三轮次的融资，在一线美元风险投资者的支持下，我们粮草充足，便更为高昂地为中医的科技化继续奋进。

随着问止中医诊所不断扩大而且慢慢转亏为盈，中医大数据库也快速地建立了起来。截至 2020 年 9 月份，我们积累了 12 万则真实诊疗案例，分布在癌症、内、外、妇、儿、皮肤、五官、情志、骨伤等近乎中医的全部领域，这让我们可以针对随访有效和无效的案例去分析其中的用方用药，促使中医大脑不断"学习"并进化。试想一下，如果一位人类医师要看诊 12 万人次并吃透 12 万则医案，这不仅需要二三十年的功夫，更要求其拥有顶级的记忆力和天赋悟性才有可能。到了后来，我发现在临床上中医大脑已经是我的中医老师了，中医大脑的功能十分强大，辨证极为缜密，每一个细节绝不放过，每一个可能的方证都会分析比较。渐渐地，我发现多年前的梦想已经实现——经由计算机辅助诊疗系统而把中医的力量带给世界各地有需要的病患——今天在问止中医，"中医大脑对治疑难重症"已经落在实处。经方强大的力量，普惠于民众，我可以向倪师反馈：当年的构想，现在实现了！

汉唐中医网站上的勉励之语依然在目。岁月不可思议，距离初次跟诊倪师，转眼已是 12 载年华。

前尘影事、吉光片羽

想到佛州跟诊的种种往事，我闭上眼睛仿佛都还能够感受到那海天一色的岛上每一幕精彩的画面。虽然说十多年过去了，但是在编写这一本书的时候，前尘影事还是不断地浮现出来。虽不能记录下所有的吉光片羽，但这是我有限的学力所及而用心写下的往事。

从第一次收到《人纪》的教学光盘，到能够进入佛州跟诊于倪师，由经方专家系统至之后的问止中医大脑，这一路的旅程中有太多的回忆，我的心中充满了对师长、学友及一路上遇到的人、事、物的感恩。古老而充满智慧的中医学，通过倪师的指引而深入。在临床上遇见的患者，他们的病苦教给了我很多的临床经验。不断砥砺的学友们，更是我进步的重要力量。

问止中医大脑虽然取得了初步的成果，但是距离"大医王"的境界还是有距离。面对生命，我们永远都必须谦卑以对，要以开放的心去体会每一个可能救人一命的医术。药王孙思邈在《大医精诚》一文中曾说："世有愚者，读方三年，便谓天下无病可治；及治病三年，乃知天下无方可用。故学者必须博极医源，精勤不倦，不得道听途说，而言医道已了，深自误哉！"

我常用这句话来鞭策自己，这也是全体问止伙伴们自我勉励之语。我们领略了这一路来中医世界的美丽风光，要如何继往开来、发扬师志、广济天下众生，这是我们永远的功课！

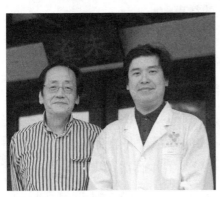

我与倪师（左）在朱雀厅前（三）
（见文后彩图3）

我想起了在夕阳下站在汉唐中医学院坤地厅前看着中医学子们离开时的倪师的身影。他温暖的眼光中透露出这位伟大医者对我们的期许。承载着老师的期望，我们的旅途还在继续，正一步一脚印地前行中。

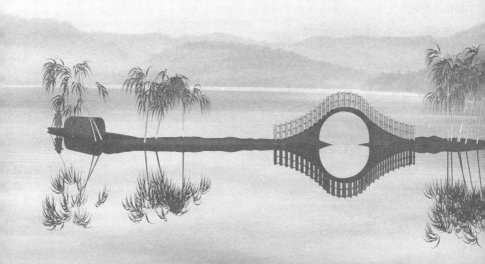

学海无涯，师恩难忘
倪师针灸、用药、眼诊精粹

回忆我的中医学习因缘

　　我原本只是一个每天在 0 与 1 的数字中奋斗的硬件工程师，有二十一年的时间我都是在做芯片设计的工作。和后来每天面对病患并且要和人互动沟通的中医师工作不同，工程师的工作就是每天面对着计算机屏幕，除非要开会，否则就是一整天一个人一句话都不说地在计算机前默默地工作，虽然这和我的个性不见得很投合，但是在芯片设计的工作上我还是得到了一些乐趣，我有时候就会想着：也许我的人生就是在计算机前做芯片设计的工作而度过一生。但人生的际遇有时真的是不可思议，没想到我后来会走上中医师的这条人生路。虽然个人的生涯只是一个平凡人的平凡故事，但在开始记述去佛罗里达州跟诊倪师的故事前，还是先交代一下这一切的前因，种种前尘影事要从二十几年前的一个往事开始说起。

　　我在很年轻的时候就决定做一个素食者，这不是因为宗教的原因或是为了健康的考量，主要是见到很多因缘聚合的事情让我觉得我们不应该杀生，而最简单的方法就是从远离肉食开始。在硅谷开始工作后不久，有一天我听到这边有一个华人的非营利性组织，叫"长青素食推广中心"，这是一个推广素食的团体，在北加州地区启发了很多人加入素食者的行列，于是我就想要去参加这个有意义的团体，就因为这样的因缘我认识了这个团体的指导老师石鸿英中医师，大家都尊称石医师为"石大夫"。当时石大夫有一个面向完全不懂中医群众的中医班，因为我对中医有一种莫名的好奇和想象，再加上朋友的怂恿，于是就报名参加了石大夫所教授的课程。每周的课程中，石大夫都准备了很多的中医知识和我们分享，听起来固然非常引人入胜，但可惜我个人实在没有什么基础，当时所听的东西听完也就忘得差不多了。只记得老师讲了"忌寒保暖"这个观念。他要大家不要吃冰，他说如果长期吃冰的话，有一天就可能得癌症。当时，我觉得这个话讲得一点都没有道理，但是后来想想，其道理应该是：如果长期吃冰而让身体的阳气被寒邪所损伤，体质渐趋于寒之后可能就会引起病变，当然这是不无可能的。但无论如何，"忌寒保暖"这个观念就永远深植在我的脑海里了。除此之外，课程结束之后我还是对中医一知半解，当时自己的程度太差了，于是我就找了很多中医方面的书来看，但苦于没有很好的指导，也没有找到很合适的书，往往在看完书之后反而更加迷惘。

在结婚前，我和两位工程师合住，其中一名室友就是后来也成为倪师弟子的黄国瑞师兄，他的外祖父是中医，所以和我一样都是芯片设计工程师的他，一直都对中医有着很大的兴趣。黄国瑞师兄不但是我的室友，而且我们还在同一个公司上班，所以我在公私生活上都受到他很大的启发和提携，也因为有这个朋友，所以后来在中医的路上虽偶有退缩，但是还是没有放弃而离开。他也往往出手帮助身边的朋友把脉开方，还记得有一次他帮女友扎针，而他自己也为了要证明扎针不痛也先扎了自己，另外一个工程师朋友也起哄要试，于是他也帮这位朋友扎上，这时候他问我要不要试试看，我记得当时我吓得说没病不用扎着玩吧。正因为有这样的朋友，所以我在中医学上有不清楚的地方都会请教他，他也会介绍一些比较好的中医书给我研读。慢慢地，我也多多少少有一些中医的基础常识，只不过并没有非常系统化，也从来没有想过有一天自己要成为中医师。

直到 2017 年，黄国瑞师兄有一天忽然跟我说，你不要再花时间看以前的中医资料了，赶快来看一个非常重要的中医网站，那就是后来影响深远的倪师汉唐中医学院的网站。因为黄师兄是我的重要中医学友，看他这么重视这一个网站，于是我就开始仔细地阅读其内容。一开始，我发现这个网站的内容相当庞大，倪师当时每天都不断地写文章发表在这个他自己经营的网站上，从中医学的基本理念到对现代医学的偏失做出针砭，再到他临床实战的精彩内容，可以说这是我从来都没有见过的天地。倪师精彩而充满魅力的文字，让我在开始看到网站之后简直不能罢休，不但一下班就看到深夜，甚至在上班时间还偷偷地开一个页面来看，倪师的文章可以说是颠覆了我的三观，我看到了中医居然可以做到这样惊人的治疗效果，也看到了在现代社会中一个人要如何用正统中医来安身立命，我忽然间觉得有一个强大的力量把我唤醒，也许我应该花更多的时间投入中医的学习，并且要把握能够遇到这样一位高人的机会。

在倪师的网站中，我看到他计划收徒训练的文章，虽然心中非常向往去佛州向老师学习，但是又想到自己是一个工程师，不知道是不是能够得到这样的机会。就在另外一个工程师朋友，也是后来同时加入师门的王钧纬医师的鼓励下，我还是决定请购《人纪》教学课程光盘片，开始非常认真且有系统地来学习中医学。我之前所看的中医书，大多都是按照现行的中医教育纲要编写的，一般来说中医的学习不会从真正传统的经典开始，而倪师的《人纪》教学有很大的不同，他从《黄帝内经》《伤寒论》《金匮要略》

《神农本草经》《针灸大成》等这些经典出发来教人学习，整个理法方药针的结构纲举目张，我由此才真正走进了中医的殿堂。

倪师对跟诊学生有资格要求，必须是现职中医师或中医学院的学生才有资格报名，我无论如何是不能符合这一个要求的，心中难免失落。但是我后来想到了一个办法，就是马上去申请报名本地的中医学院，一旦进了学校，那不就取得中医学院学生的身份而符合要求了吗？于是，我就和几个同时学习《人纪》且是工程师的朋友，一起到中医学院去上课，展开了下班后及周末上课的中医学院学习过程。很有幸地，我最后通过了老师的允许，终于有机会成行去佛罗里达州的汉唐中医学院向倪师学习。

这就是这本小书问世的前因，这一切的因缘都不可思议，从事高科技行业的工程师转变到悬壶济世的中医师的别样人生就这样展开了。

跟诊倪师的针灸心得笔记

　　大家都知道，倪海厦老师是一位经方大家，但是老师也是针灸方面的大师，在针灸方面的成就影响着不少中医学子。在海外，针灸的使用可能比方剂的使用更加普遍且灵活，毕竟方剂的使用必须准备有充足而全面的药材，如果没有这样的条件的话，针灸就是一个好的选择。这也就是为什么海外的当地人士认识中医多半是来自于针灸的原因了。而倪师也特别强调要"针药并施"，在倪师的《人纪》针灸篇教学的开头，老师就强调了大家学习针灸时要先把中药忘掉，全面学习用针灸来治疗。试想一个医师如果能够在用药和用针的治疗上各方面都能够独立地完成，那么当他同时可以因地制宜地用针和用药的时候，那真是如同古人所说的"有禅有净土，犹如带角虎"，这原本是说如果一个修行人如果能够同时有禅宗和净土宗的修行，那么就好像一只凶猛的老虎，有猛牙利爪之外再加上有强大的兽角，那可说是所向无敌了。总之，在临床上，能针药并施的医师一般是颇有疗效的。

在海外行医，有时候还真的是没有办法备齐所有的中药，这时候针灸的实用性就被突显出来了。只要有一箱针灸用针，我们可以从内科治到外科，从妇科治到皮肤科，从精神科治到五官科。以我个人的经验而言，有好几次我和一些医生出远门去做大型的义诊活动，我们没有办法即时提供方药治疗的服务，但是有了针就可以迅速地解决来诊者的很多问题。而且用针除了准备方便之外，费用也相对便宜很多。

在本书中有很多我跟诊时老师用针的记录，而在这部分，我会把在跟诊笔记中所整理出来的一些重点和大家较有系统地分享。倪师所传的针灸心法，在我日后的行医过程中起到很大的指导作用，每每在救治病患的同时我都要不断地感叹老师的无私传授。我并没有办法记述倪师在针灸教学方面的全貌，但是在这里可以就个人跟诊所见加上个人临床心得做一记录。

针灸穴组的运用

行军打仗讲究的是要"布阵"，通过强弱虚实的安排来发挥整体战力，而在临床使用针灸时，医师往往也会有一些非常实用且能够发挥强大协同能力的穴位组合。这些穴组在倪师的临床上常会出现。只要能够掌握执行的细节，往往能够效如桴鼓！

1. 皮五针

首先是有关皮肤病治症的皮五针，这是指合谷、曲池、三阴交、筑宾、血海这五个穴位。对于各种皮肤病、皮肤痒、荨麻疹、干癣、红疹、湿疹等问题，使用这个穴组效果很好。在跟诊时我曾见一位美丽的白人女生有牛皮癣，当时已经到了治疗后期，患者在老师的治疗下，皮肤已经大多恢复了正常，当时我看了老半天并未觉得很严重，但据之前也在佛州汉唐学院跟诊的前辈描述，这个女生一开始的牛皮癣相当严重，观者无不摇头叹息。之前我从来没有想过皮肤病要用针灸来治，但是这样的治疗成果给了我很深刻的印象。

在后来的中医生涯中，我个人确实也治疗了不少牛皮癣患者，根据患者的反馈，不少人都认为针灸是在治疗过程中最有效的部分。我曾经治疗过一位硅谷的女性工程师，四十岁出头的她因为在脸上出现大面积的干癣来诊，尤其是到了秋季的时候更加严重，四十岁了还没有谈及婚嫁的一部分原因就是有些自卑。但是经过了密集的皮五针治疗，在大约两个月的时间里，其面部干癣就消失了。到了第二年的秋季，她又有一点点复发的情况，我再用皮五针来治疗之后，她又平安度过了那一年的暴发期。这样经过三年之后，她再也没有这个问题的困扰了。

细论这个穴组中的穴位：血海是活血的大穴（但不是用来补血的），配合合谷这个气之大穴，可令全身气血流行畅通，改善小循环供血不足而造成的皮肤问题。曲池是清热大穴，和血海一样都可以改善皮肤痒的问题。而三阴交是滋阴大穴，可令皮肤润泽。筑宾是解毒大穴，可以和三阴交协同解决皮肤排毒不畅的问题。这样的组合于理于行都非常周到，是治疗皮肤病的最重要穴位组合。

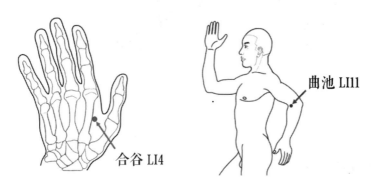

合谷 LI4

曲池 LI11

301

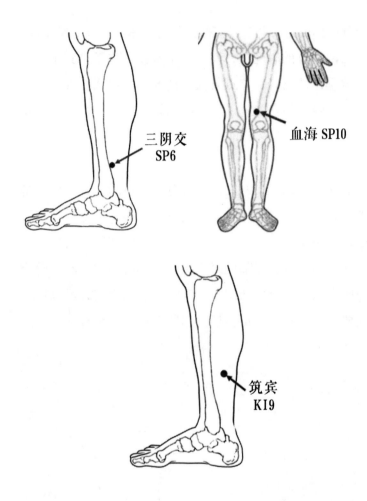

三阴交
SP6

血海 SP10

筑宾
KI9

2. 腰痛三针

第二个穴组是倪师所传的腰痛三针，施针时必须先在委中和阴谷这两个穴位上各下一针，接下来的第三个穴位是在委中和阴谷这两个穴位下面的天应穴，医者要用拇指腹在小腿上按压找寻，直到找到患者觉得最痛最敏感的穴位，这时在这个穴位上下一针令其和前面两个穴位呈现一个倒三角形。

我们如果看针灸学方面的数据，就会发现膀胱经在小腿部分的穴位几乎都和我们的腰背痛有关，但是要怎么选取穴位是一个学问。每一个人腰背痛的成因和部位都有不同，而倪师在腰痛治疗上最重要的就是提示了我们怎么才能够机动地找到正确的相关穴位。老师这个方法可以说是在累积了大量临床经验之后的重要心法。在临床上使用的时候会发现往往当场就有立竿见影的效果。

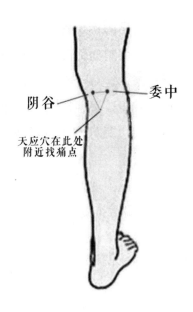

阴谷　　　委中
天应穴在此处
附近找痛点

3. 肩痛穴组

第三个重要的穴位组是倪师的肩痛穴组。这是指中渚、后溪、曲池（可追加肩井、肩髃，并用足三里把气导下

303

来）。我在佛州跟诊时实际见到的时候，虽然觉得神奇但并没有很特别的感受，直到后来，我在行医的过程中连续解决了好几个案例之后，才深切感受到倪师的针灸成就是这样的大。

　　最早的例子是我刚开始开业的时候来的一位老先生，他因为胳膊痛无法上举而来诊，据他说晚上睡觉都会痛到醒过来，这对于刚开始看病的我可以说是一个挑战了，可是当我想要轻轻地动一下他的手臂时他就会哇哇大叫，这时候我也只好拿出倪师所传的肩痛穴位组，在健侧下针。很多时候当手无法上举时，都是肩部受伤后的结缔组织粘连所造成，现代医学有时候会打麻醉药后用小刀切开结缔组织来解决问题。在用针之后，我当场轻轻地把患者喊痛的那只手慢慢地举起来，虽然患者还是觉得痛，但是因为有了针扎在健侧，似乎可以减少患者的疼痛，起到一点麻醉的效果。虽然不能马上灵活地动起来，但至少在外力帮助下可以慢慢地举起，当放下时患者忽然大叫一声，把我吓了一跳。不过他还是勉强地完成了一次抬举手臂后放下的动作，但已经一身大汗。我心里担心，会不会治不好而令患者生气，没想到患者说再来练习举一次吧，于是我又用非常慢的速度再做了一次，在留针休息了十分钟后第三度把患者的手轻轻地举起再放下，之后就起针收工，没想到患者说似乎轻松了不少，对我感谢不已。过了三天后患者再来到诊所，同样地被扎了数针在肩痛穴组之后，他的胳膊已经能够更快速地抬起和放下，患者也表示第一次针灸后手臂的痛改善很多，而就在第二次针灸之后，患者表示几乎可以说是治好了。

有了这样的经验之后我又治疗了几个同样的案例，我发现倪师所传此法确实可以先减轻患处的疼痛，进而使得物理性的治疗能够进行。甚至有一个痛了半年四处寻医的患者，也是在同样的治疗下在一周内缓解。当然这是指非常严重的疼痛，如果是一般的肩痛，直接使用而不必抬举患肢就会有很好的效果。

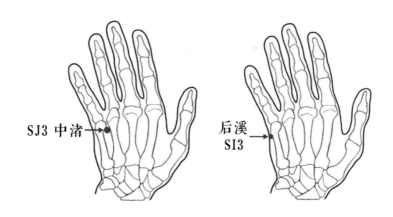

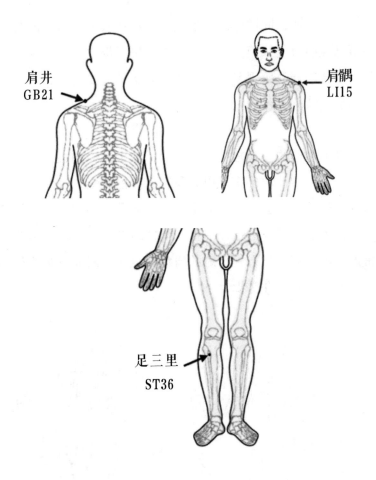

肩井
GB21

肩髃
LI15

足三里
ST36

4. 三皇穴

第四个由倪师所传而我在临床使用甚多的穴组是治疗水肿的三皇穴，这个治疗水肿的穴组由三阴交、地机和阴陵泉这三个十四正经的穴位所组成。阴陵泉叫天皇，地机叫地皇，三阴交叫人皇，统称三皇穴。有时候在跟诊时，我只是囫囵吞枣地先记录下老师的教学，日后整理笔记虽然能比较清楚地掌握老师的技法，但是只有在真正投入临床运用的时候，才会发觉老师的针灸教学是绝对真传！

我对水肿三穴的运用最深刻的案例是多年前一位腿水肿极为严重的老太太。她来诊的时候还真令我吓了一大跳，因为她的小腿的上半部还是很瘦小，但下半部整个膨胀起来像是一节白萝卜，她说因为腿肿胀所以痛到晚上会醒过来。我只好请她躺下来，然后在其左右腿的三阴交、地机和阴陵泉上下了三针。同时，我还用一个半圆形的红外线加热罩把她的脚罩起来，这样的方式竟然让老太太整个人放松地睡着了。据她的女儿表示，她昨晚没有睡好而现在非常地疲惫，我们只好让她多睡一会，大约经过三十分钟后起针。令人惊讶的是，她整个小腿的形状已经变得匀称起来，而本来因为水肿而光滑的皮肤也因为水消了之后而出现皱折，下床后老太太非常高兴地说轻松多了，我再一次在临床上惊叹和感谢老师的教学。此外还要附带说一下，倪师在临床运用此三穴也可以治疗腿无力的患者，如果同时再配合风市穴的话效果就更好。

还有一次特别经历，我曾遇到一位中风后右手水肿的病患，当时一时也想不到要用什么方法来治疗，灵机一动想到了老师治疗水肿的三穴，就在他手上相对于小腿上的位子也下了三针，没想到在一周内就把他的手水肿也消了下来，特记录在此供读者参考。

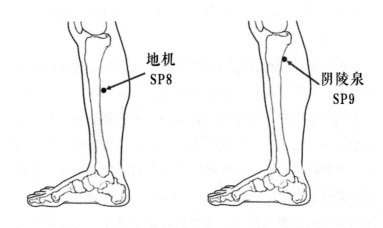

5. 眼科用穴

第五个由倪师所传、我在临床经常运用的常用穴组是眼科用穴。倪师经常会使用光明、臂臑、睛明、太阳、养老、头临泣这一组穴位，治疗范围很广，包括视力模糊、白内障、重影、近视、老花眼这一些眼睛方面的疾病。

老师尤其在睛明穴的运用上非常得心应手。有不少人对于使用睛明穴视为畏途，毕竟在这样敏感而危险度较大的穴位上下针对于技法掌握不熟的人是一个挑战。第一次看老师下针睛明穴的时候，我觉得他真是艺高人胆大，但是经过老师传授技法之后，大家就会比较有把握。老师所说的技法要点是"要用没有持针的手轻轻拨开眼球并且在找到眼眶和眼球之间的缝隙后才下针"。有了老师非常清楚的说明之后，大家就都开始练习起来。在和同门鼓起勇气互相练习之后，渐渐就能够掌握在睛明下针的技巧。

还记得那时候在佛州跟诊时，有一位远从亚洲飞到佛罗里达州来找倪师看诊的女士，在倪师对其施用眼科穴位组针刺之后，她站起来就说可以清楚地看到远方的景物。她发现佛州的空气真的是好清新，眼睛顿时就亮了起来。一开始我觉得这位女士讲话还真是有点夸大，但是在后来的岁月里我经常听到患者这样的回馈，于是对此穴组格外看重。当然，像睛明这样的穴位在扎针的时候要小心，起针的时候更是一个非常关键的时刻，必须完全依据入针的角度来缓慢地起针，如果起针的时候角度有偏失，针灸针在体内就像一把小刀般可以把眼睛周遭的微血管划破，这样的话就很容易造成患者产生熊猫眼。在跟诊的期间就有同门因为另一个同门在起针上的失误，结果造成了整个眼睛旁一整圈的发黑，虽然看起来很恐怖，我们也都笑这位师姐是被家暴的妇女，但是据她说在两周内就完全消失。

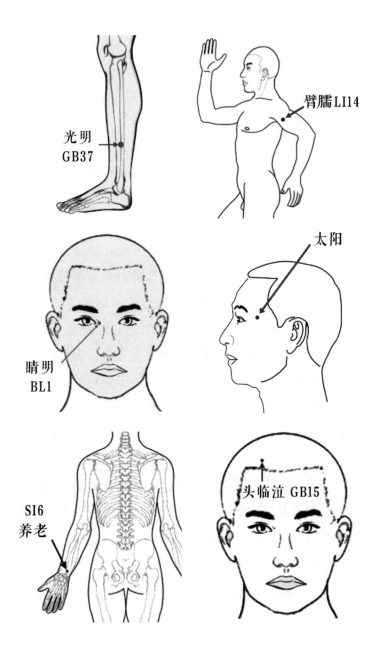

光明
GB37

臂臑 LI14

太阳

睛明
BL1

SI6
养老

头临泣 GB15

6.心三针

第六组穴位是有关心脏问题的治疗，在我的笔记中所见，倪师有两套重要的治疗心脏问题的穴组：第一组是天突、巨阙、关元，这三个穴位都是在身体正面。老师在临症有一个关键点，那就是在这三针起针之后，经气会聚在脊柱第十椎下，要再请患者趴下来在背面的第十椎上下一针。而第二组针对心脏设计的穴位组一共有六针，也就是左右的心俞、肺俞、肝俞。这是老师根据《黄帝内经》五行生克的原理所设计的，除了心俞之外，还利用"木生火""火克金"的原理，先用肝木来补心火，再来强金（肺），使得病不再转移到肺。因为通过强木来生火之后固然心脏的力量会加大，但是又怕心脏力量太大会伤害到肺，就先做好一个准备的工作，倪师在这组穴位的设计上可说是非常精密而实用，操作并不困难，重点是在穴位上向外斜刺，但效果非常好。

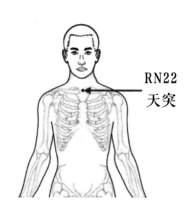

RN22
天突

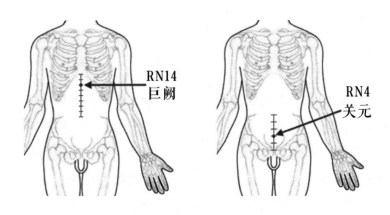

RN14
巨阙

RN4
关元

7. 膝五针

第七个穴组是倪师在治疗膝痛时常用的膝五针，须用到鹤顶、左右膝眼、阳陵泉、阴陵泉这五个穴道，实际上是用了四针（其中有一针透二穴的部分），这在治疗膝盖的问题上非常实用，效果高且取效快。在前文中已经提到了几个在临床上用到膝五针的案例，其中最重要的就是由阳陵泉透针到阴陵泉，用一根长针来做一针透二穴的动作，这在我后来从事医疗工作时经常用上。我必须说，倪师所传的膝五针是我在临床上帮助不少人摆脱病痛的关键技法。

有一位女士因为膝盖长期肿痛变形，必须依靠拐杖来行走，西医建议她把髌骨换成人工髌骨，我遇到这位患者时建议她用针灸先调理看看，但患者跟我说她在两个多月后要进行人工膝关节手术。这是十年前的往事了，我还记得当时她有点迟疑，我就脱口而出说："你就让我免费帮你试试看吧。"她听说针灸免费之后就很高兴地让我来做治疗，在施行膝五针一个月后，她已经可以不依靠拐杖走路了，而且她说不但疼痛减少，走起路来也越来越轻松。后来因为接近年底比较忙，那一阵子她就消失了，我想她大概还是去做了手术吧。没想到来年三月又遇见她，这位女士告诉我她后来并没有做手术，我上次用针灸已经帮她解决了这个问题，她说不好意思因为忙没有告诉我后来发生的事。这是我第一次用膝五针帮助患者的往事。事实上在针灸五年之后，这位女士因卖保险而找上了我，希望我能够向她买保险，我就问了一下她的膝盖情况，她说虽然过了五年但是膝盖还是非常好用！这是倪师留给我们的慈悲技法，多少中医学子跟随倪师学习，在世界很多角落都不断地帮助很多人。

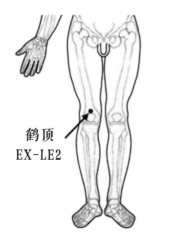

鹤顶
EX-LE2

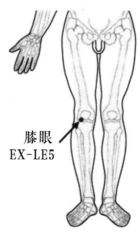

膝眼
EX-LE5

313

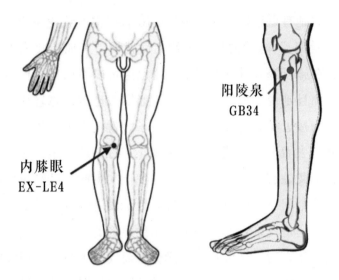

阳陵泉
GB34

内膝眼
EX-LE4

8. 腹四针

　　第八个穴位组是倪师在治疗消化道问题时的一个基础穴位组，老师把它称为"腹四针"。但凡有胃口不好、消化不良，或是便秘、腹泻这一类有关消化道的问题，老师在处理的时候经常就会用到腹四针，倪师常说腑病是最好治的，而腹四针就是治疗腑病的重要近取穴。这四针是中脘、关元、双天枢，中脘是肚脐上四寸（胃的募穴）；关元是肚脐下三寸（小肠的募穴）；天枢是肚脐左右两寸（大肠的募穴），这四针分布在肚脐的上下左右四方。消化道的问题是中医在治症上的一个核心问题，因为如果我们的消化道有问题的时候，一方面我们无法吸收营养补充元气，二方面医者用汤药来调理患者身体的时候效果会大减。所以自古以来的高手在治疗的时候几乎都非常强调要强化中州，这也就是为什么后世会有补土派的原因。老师的这组穴组的取穴看来非常简单，但是在治疗消化道的各种问题的时候，可以说是最紧要的基础。也许有人会说为什么便秘和腹泻都用同样的穴位组呢？这就牵扯到中医有一个双向良调的概念，也就是医者的治疗手段并不是要推动身体往某个方向改变，而是强化身体的动力之后由身体自己决定要怎么把偏失拉回来。行笔至此，不由得想到倪师在临床上带着我们走进中医殿堂时的情景，往事历历在目，尽管人事已非，唯有一心如昨。

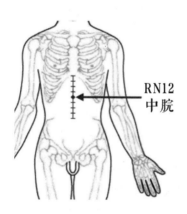

RN12
中脘

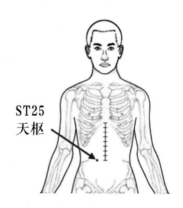

ST25
天枢

🔯师传的透针法

永远记得我第一次收到《人纪》DVD 和讲义时的兴奋，当时第一个收到的是针灸篇。我从小对于针灸就有很大的向往，主要是小时候我看金庸武侠小说里面有各种点穴或是和经络穴位有关的武功，往往令人对经络穴位产生极大的好奇，毕竟这也是在日常还听到有人在使用的东西。金庸小说《天龙八部》中大理国王子段誉的绝世武功"六脉神剑"，其实就是对应到我们手三阴经和手三阳经的井穴：手太阳小肠经的少泽穴、手阳明大肠经的商阳穴、手少阳三焦经的关冲穴、手太阴肺经的少商穴、手少阴心经的少冲穴、手厥阴心包经的中冲穴。小时候为了想写武侠小说而找经络学的书来学，但因为看不太懂而放弃，而第一次看到了《人纪》的针灸篇，我有一种终于"得入其门，而见宗庙之美，百官之富"的感受。

倪师有一些非常神妙的针灸手法，虽然也在影片中做了清楚的说明和解释，但是我毕竟一直没有机会亲眼见到，虽然《人纪》教学的最后老师有一些示范，但终非亲见。直到有机会到了佛州汉唐中医学院去跟诊的时候，我才亲眼看到老师在临床上的演示。当时可以说是看得目瞪口呆，也亲自见到了患者在老师的妙手回春之下有立竿见影的效果，而日后自己独立看诊的时候，才慢慢体会到老师当时

316

在教学里面，那些非常细心强调的重点对于我的重要性，因为如果没有老师带着我来做的话，自己在临床上可能要经过很多的冤枉路才能够体会到其中的要点。

在《人纪》的针灸篇中老师有很多有关透针的技法，当然有些透针法在传统的针灸典籍中也有记载。而倪师的老师，也就是师公针灸大师周左宇先生，其著作中也有很多透针的说明。但是倪师在透针的运用上可以说是炉火纯青，也正是通过他带着我们去临床实战，这些方法才成为我骨肉血脉中的中医养分。其中比较重要的透针技法有以下几个重点，我有幸能够三度远赴佛州跟随老师学习，可以亲自见到老师在这些手法上的演示。在这里也把我所学习到的笔记整理出来和大家分享。

1. 透针的理论基础

先和大家分享透针的理论基础。在佛州汉唐的跟诊期间，每每在看诊中间的空档，老师都会在白虎厅中和大家讲解一些临床相关的观念，记得老师讲到透针时特别提到，透针主要是通过经气的力量来把两穴之间交通起来，如果病人的气不足，这样的透针效果就不会好，所以一般都是在患者气足的时候才透针，而对于气虚的人倪师就不会用透针的方法。所以透针的理论基础就是用针来调动患者的

气。记得倪师也在《人纪》针灸篇的教学中告诉我们判断
病人气足不足的方法：观察患者的合谷穴，如果合谷穴是
凸出来的，代表患者的气很足，如果从外观上看合谷就是
凹下去的，那就是气不够。这一点是我们临床上使用透针
之前必须要先确定的。

以下我们就以透针的施行所在部位来分类一下，这样
比较容易掌握。

2. 头面部位的透针法

第一个倪师常用的透针法是外迎香透内迎香，我们在
针灸课本上都会看到手阳明大肠经上的迎香治鼻病，但倪
师特别强调我们要从外迎香穴透到内迎香穴，当我们的鼻
子不通的时候，就在不通的同侧透针，由外迎香透到内迎
香。而治疗鼻窦炎或鼻塞用针时，老师也强调了一个技法，
也就是要先在对侧的合谷穴上下一针，因为在四总穴歌里
面有"面口合谷收"这样的原则，所以我们希望经气作用
在头面的时候就要先在对侧的合谷上下一针，这样子效果
就会增强。第一次看老师示范的时候觉得在鼻翼旁下针往
眼睛目内眦的方向推上去看起来挺可怕的，但是事后在临
床运用的时候自己也会经常使用这个方法，使用久了也就
渐渐熟悉。有一次有一个小朋友实在鼻塞很严重，妈妈问

可不可以用针灸，我就想一个八岁的孩子应该不会愿意，果然只见孩子一直哭闹着说不要，最后只好告诉他这个针不痛，于是我先在自己的外迎香透内迎香这个方向上扎针，我每扎一针再帮孩子扎一针，幸好小朋友很快就接受了，顺利完成扎针，也让他很快摆脱鼻塞的痛苦。

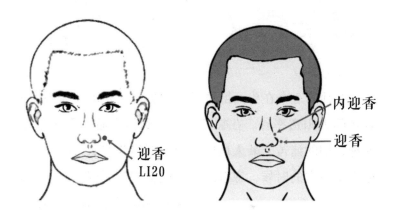

在头面上倪师另外一个常用的透针法是地仓透颊车，这在中风张口困难、失音、面部中风、口眼歪斜的时候都是非常好用的穴组。倪师特别强调我们要先针健侧。当然，因为是在头面部下针，"面口合谷收"，所以在透针之前要先在合谷上下一针。临床上我会再加上也是由倪师教授的听宫和翳风穴，治疗这一类的问题非常有效，往往患者在起针之后立刻缓解！

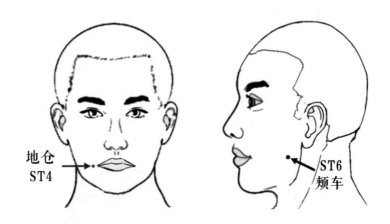

地仓
ST4

ST6
颊车

倪师第三个在头面部位常用的透针法是治疗偏头痛很有名的太阳透率谷。在临床上常遇到偏头痛严重的患者，那种长期的痛苦非外人所能想象，但当我们从太阳穴一路透到率谷穴的时候，患者的头痛就会立刻缓解。第一次看

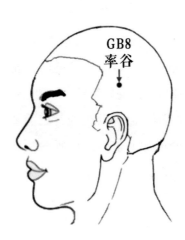

GB8
率谷

老师做太阳透率谷的时候，我觉得应该是会很痛才对，但是我们却见到患者的表情渐渐地缓和，起针之后觉得头痛爽然若失，足见这一针之痛比起偏头痛来说微不足道。在临床上我们也会加上倪师所教授的胆经上的阳辅、侠溪穴等以强化疗效。

320

第四个在头面上的透针法是阳白透鱼腰，这是倪师用来治疗眼睛近视、视物不明、眼睛痛、白内障等这些问题时的常用穴位，而比较特殊的是在面部中风无法合眼的时候，阳白透鱼腰就能够让眼皮合上。对于这个透针法，我个人在临床上也会配合现代头针的眼区下针，也就是大约在后头部眼睛正后方的区域找到的痛点下针，这样子的效果会更好！

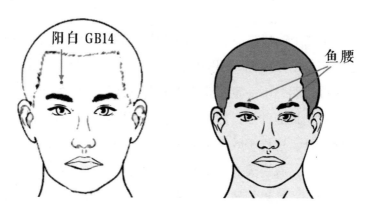

3. 手掌部位的透针法

第一个倪师常用的手掌部位透针法是三间透劳宫。面对风湿关节炎肿痛的患者，如果手不能握拳、整个手掌僵硬的时候，就从三间往劳宫的方向透一针，在二十分钟后起针，手掌就会变得轻松，而且之后也会觉得越来越好。

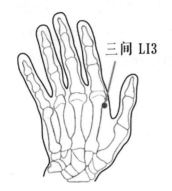
三间 LI3

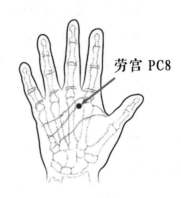
劳宫 PC8

　　第二个倪师在手掌上常用的透针穴位组是大陵透劳宫。这是用来治疗对侧足跟痛的穴组。而事实上倪师在讲解的时候曾说明，不一定是要正对着劳宫穴，他会在患者的手掌上找到最痛的点，然后在大陵穴下针之后往那个痛点的方向进针，这样子效果会非常明显。还记得我那时候刚刚跟诊回来，有一天有一个同事跟我说他的脚因为走路时不小心受伤，结果导致足跟非常痛，我记得那天是我到他的办公室去找他，这位来自台湾的同事知道我是倪师的学生，就问我足跟痛怎么办。当时我问他愿不愿意试试针灸，他居然一口答应，我就以初生之犊不畏虎的精神，到我的座位上拿了随身带的针灸用具包去他的办公室帮他扎针，就在手掌上找到痛点之后，我把针从大陵穴扎进去之后往那个痛点方向通过去，他似乎有点痛苦，但还是压抑着想大叫的冲动，毕竟在公司随便下针太引人侧目，但当起针之后他把脚往地上一踩，发现脚跟居然不痛了。这给了我很大的鼓励！而这位同事对中医也有很大的兴趣，后来也在周末和晚上去念了中医学院。虽然最后没有成功成为中医师，但他还是很喜欢中医。

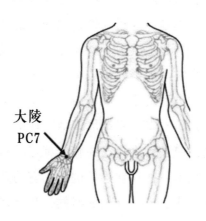

大陵
PC7

在我们手掌上的透穴法还有另外一组也是倪师常用的，那就是合谷透后溪。这是老师在处理中风的八大穴中的一组透针穴组，也就是把整个手掌弯起来之后，下针从合谷一路经手掌内部透到后溪去，一般来说这要用三寸针才透得过去，但不要透出来，事实上中风之后手掌往往是痉挛弯曲的，甚至扳都扳不开，但是用这个透穴法可以令他很轻松地放松开来，这是因为我们在中风后伸肌都会比较无力，没有办法维持我们形体的正常状态，而这一个透针方法就是在处理手掌上伸肌无力的问题。

4. 上肢部位的透针法

　　第一个倪师常用的上肢部位透针法是手肘手腕扭伤的常用穴组。首先是养老透间使，倪师总是强调当我们的手肘手腕扭伤而不能扭毛巾的时候，这就是最有效的方法。另外还有一个穴组的透穴也可以治疗手肘手腕扭伤而不能扭毛巾的问题，那就是三间透劳宫，这两个配合起来效果会更好。一开始看老师示范养老透间使的时候，看起来非常轻松愉快，但是后来自己在临床练习的时候就觉得如果不是长期的练习，往往在透针的时候容易遇到障碍，甚至根本透不进去多少。一开始的时候，我是在自己的手上来试，往往透得非常痛但是针却扎不太进去，后来就和我的同门王钧纬医师两个人互相练习。那真是一段充满血泪的往事，两个菜鸟在不断尝试下慢慢地才掌握了入针的位置和方向，在临床上才能够一次就成功地把针透进去，起针后就可以看到患者满意的笑容。

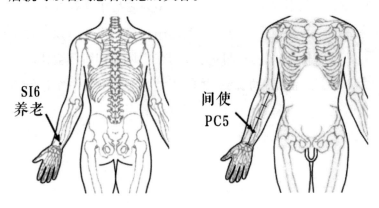

SI6
养老

间使
PC5

　　另外一组在上肢部位的透针法是外关透内关。我们知道内关穴是阴维脉的八脉交会穴，而外关穴是阳维脉的八脉交会穴。这两者透针后可以打通阴阳，也就是老师所说的阴阳脉生死桥再次打开，所以当阴阳分离的时候我们会用到外关透内关，最常见的就是在患者有外感而发高烧的时候，外关透内关的效果很强，往往三十分钟内就可以完全退烧。临床可以再配上合谷、列缺穴，效果更佳。如果有流鼻涕、鼻塞的问题，一般也会加上液门穴透中渚穴来加强。

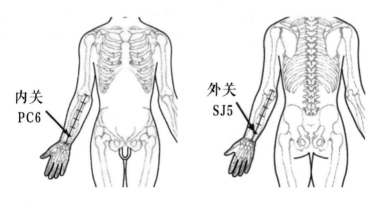

内关
PC6

外关
SJ5

5. 下肢部位的透针穴组

　　第一组下肢部位的透针穴组，是倪师治疗膝盖风湿痛的重要方法：用胆经的阳陵泉透脾经的阴陵泉。当我们有风湿性关节炎，甚或膝盖受伤的时候，这一个穴组就是很有必要的解决方案，而倪师的膝五针是在这个穴组之上再加上鹤顶穴及两个膝眼，这在前面有说明过了。还记得在学校诊所实习的时候，我和同门王钧纬医师在患者脚上扎膝五针时采取了阳陵泉透阴陵泉这一个透针法，用的就是支三寸的长针，结果所有同学都惊讶于我们会有这样的手法，敢用这么长的针来做透针，但我和钧纬两个人都觉得这不过是常用的手法而已。其实因为当年在倪师的诊所时我们已经接受过《人纪》的教学训练，所以现在做针灸时往往让同学和老师都吓了一大跳，就像之前所说的睛明穴，当时在倪师的诊所我们就一天到晚在用了。但大家都不知道，其实我和钧纬两个人在彼此身上下了多少针和流了多少血。

第二组在下肢部位倪师常用的透针穴组是条口透承山，这是治疗五十肩用的，当患者的肩抬不起来的时候，我们就在患者不舒服的那只手对侧的条口穴用三寸针下针，一路透到承山穴之后，接着请患者手一抬就会发现立刻得到缓解。如果还没有办法把手举起来，那就要用到前面所说的肩痛穴组加上医者辅助举手的方式，这样子在治疗五十肩时基本就没问题了！这都是倪师的教学在临床上的运用。如果不是整日都在临床上，是不能体会其可贵的。这类患者很多，治疗效果也很理想，只能说感谢老师的教导！

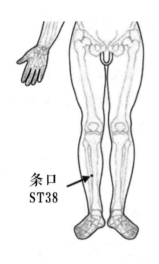

条口
ST38

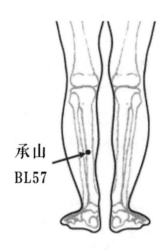

承山
BL57

　　第三组在下肢部位倪师常用的透针穴组是绝骨透三阴交，这是老师在治疗中风且表现为中脏腑的患者时所用的针，当中风导致患者无法说话的时候，这一般就是中脏腑，这时候我们要在以下的穴道用三寸针来施针，第一个是风市穴直刺深针，第二个是阳陵泉透阴陵泉，第三个就是绝骨透到三阴交了，但如果小腿比较瘦小，千万不要刺出对面的表皮，这就是重点了。而事实上因为绝骨本身是我们的八会穴之一，八会穴中"髓会绝骨"，所以骨髓有任何问题都可以在这里下针。

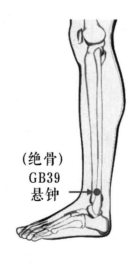

（绝骨）
GB39
悬钟

第四个倪师常用的下肢部位的透针穴组是商丘透丘墟，这在我们脚扭伤的时候经常会用到，看倪师临床示范似乎很容易，但是临床自己操作的时候就会发现如果角度没有把握好经常会卡到而不能透针，关键要在商丘进针后从脚掌上两条大筋的下面穿过去才可以到达另一边的丘墟，一寸半的针就可以很轻松地通过去。

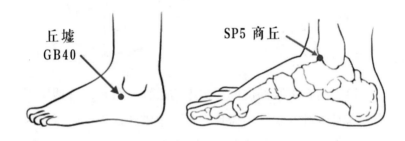

6. 躯干部位的透针穴组

倪师在躯干上常会用到的透针穴组是中府透云门，这是一针透两穴而且都是在肺经上，这个方法治疗久咳气喘的效果很好，因为是在体表做平刺的动作，所以不会有直刺和扎到肺的问题，而中府透云门是顺着肺经的经络循行方向来走，这是属于迎随补泻中的补法。

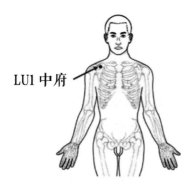
LU1 中府

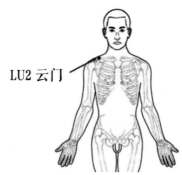
LU2 云门

　　以上就是倪师常用的透针法，在跟诊的时候看老师的示范，我们总觉得非常行云流水，而事实上这是需要很多的练习才能够做好的技法。行笔至此，我又想到了当年和我一起练习扎针的同窗好友王钧纬医师。在中医学院上课期间，每一个星期六下午的针灸课，我们除了上课要求的穴位练习，也同时会把倪师所教授的这些透针法一个个拿来练习，有时候必须一试再试才能够成功，慢慢地把手感和技法都练出来，一方面要克服做"铜人"被扎针时的痛，另一方面更要克服的是在扎人家的时候那种因为不熟练而有的不安，就这样慢慢地学习成长，这是我在整理跟诊老师所传笔记时不断浮现于脑海的往事。

【跟诊笔记针灸篇的小结语】

　　在这么多年之后整理当年的笔记，还是一再觉得若非倪师当年在针灸这门功课上带着我入门，在很多临床的时候，我可能没有办法完成任务而令患者趋吉避凶、远离病苦。其实以上所整理的内容，根本无法全面记述老师在针灸学上的成就。《人纪》教学的针灸篇固然是倪师针灸学术思想和心法之大成，但以倪师的聪明才智，在临床上往往有很多精彩的吉光片羽，其中有不少都已经由跟诊的同门详细地记录下来，笔者忝列师门，在有限的跟诊时光中尽量如海绵吸水一样地收录老师的智慧，也花了很多时间向一些先进的师兄姐学习并记录自己不足的部分，但这部分所记录的仍然只是倪师学术思想的一小部分，在这里野人献曝、敝帚自珍地和读者们分享。

跟诊中学习到的开方思路

在佛州跟诊期间，我有幸看到很多倪师在临床上出手的实际案例，这对后来自己临床功力的提高有很大帮助。虽然个人也曾花了很多时间在《人纪》课程的学习上，但是跟诊最大的收获还是看见老师如何综合运用他在《人纪》中所讲的内容和临床随症开方用药。《人纪》的教学毕竟是老师跟着经典的内容一条一条来分析说明，但是在跟诊期间却可见到老师做一个横向的分析说明，再加上不同的患者有不同的症状表现，就可以看到老师在开方用药方面的灵活思路。

还记得一开始跟诊的时候，老师在做完四诊之后很快就在纸上行云流水地写下方剂，然后他会自己仔细看过之后再做加减更动，很快地一个后来证明效果卓著的方就写完了。一开始看到老师的方可以说是没有什么头绪，那时候自己的方剂功力还是比较差一些，有时候看着这个方剂里面有某个方剂的结构，但是又不完全是某个方剂；有时候老师神来一笔地加入某个单味药之后，我原本还在慢慢推敲的方剂似乎就没有办法对上，也就是说老师并不是直接写下某个经方的原方。当时我学艺未精，有时候回去看了老半天也不太能够真正掌握老师的用心，只好把《人纪》中老师所说的内容再仔细找出来比较，慢慢地才有一些认识。

☯从单味药、药对、方剂结构到方剂

倪师治病以经方为基础架构，事实上倪师是以各个方剂的功能结构作为基础，先把大方向的部分列出来，然后再考虑以不同方剂的某些单位结构与前面的主力来做组方动作，最后可能再加上一些调整体质和针对某些症状的单味药加减。所以倪师的方剂是非常灵活的，用一些人的说法，倪师是以药对的组合来灵活组方，但我必须要说倪师的组方思维并不能够仅以药对来说明，因为有时候他写的是某一个经方方剂的大结构，然后才在这个结构上做加减。当两个方剂结构合在一起时，我们也可以视为"方对"，而当一些经方中常用的小方（某些相对固定的药物组合）在同一个方剂出现时，也可以称得上是一个个的药对。当然要做到这种程度，必须对于本草和方剂都完全通透。下图是个人对于单味药、药对、方剂基础结构、方剂、方对的组成说明。我们除了用一味一味的单味药来构成方剂，也可能用一些常用的药对，或者用某些方剂的基础结构来组方，甚至可以把方剂和方剂相加成为方对。

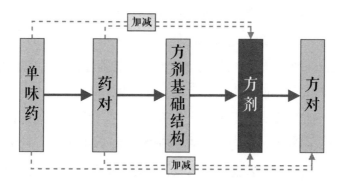

我个人在一开始临床看诊时，还是大多以经方的原方来治疗，在经过很久的磨练及经验积累之后才开始有一点像老师开方的感觉出来。追根溯源，个人的些许成就全是因为在跟诊期间慢慢掌握到了老师开方的思路，最后才能把这种方剂结构组合的方式通过问止中医大脑的算法呈现出来。

在这部分内容里，我想把在临床笔记中所记录的老师比较常用的一些药对和大家分享，当然这并不能代表倪师整个方剂结构组合的学术思想内容，只是因为，我是从老师传授药对之后才开始学习在原方中加减，这是我个人在方剂使用上的起步，也觉得这是比较容易掌握的方法，所以就把这一点个人的笔记整理和大家分享，希望可以呈现出一些老师开方的思路。

　　此外，当时在几次跟诊之间，我曾经把在《人纪》教材和个人跟诊笔记里面老师曾经用过的药对整理出来，当时我把笔记做好之后曾经斗胆请老师帮我检查是否有缺漏。还记得那是第三次跟诊老师的时候，在一个跟诊日结束的时候，我把整理好的倪师药对笔记印出来请老师过目。现在想想，以当时我的中医学力来说实在有点托大，但老师并没有看轻我，反而很高兴地看了一下我所整理的药对笔记，老师说他还有很多东西没有写在上面，他告诉我回去后会把一些需要补充的写上去。没想到，第二天老师就把用手写修改过的原稿交给我，他说这样可能会比较完整一点。我很惊讶老师在下诊后经过一个晚上就把这些整理出来给我，这实在是令我受宠若惊。我也问了老师是否可以和其他同学分享，老师笑了笑说当然可以。不过老师也说有机会他要再整理一个更完整更好的。于是我就把这份数据拍照后传给几个北加州的同门，后来我也把这份数据给了南加州的一些同门。这份数据是我列举了《伤寒论》中所有重要的症状和倪师教学中提示的药对，再经过老师的补充之后完成的。后来我也重新打字，把其中的内容做了翻转，也就是用药对列出其相关症状。

　　以下的整理，是我根据老师对一些经方药对的说明做出的，基本由一个主力单味药为中心展开。而里面提到的本草对治，是通过整理老师在《人纪》中对某单味药的说明所列出的。

☯桂枝相关药对

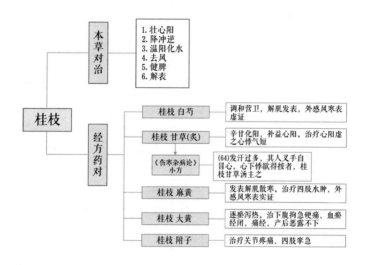

1.桂枝、芍药

这个调和营卫的药对可说是经方中非常核心的方剂结构，倪师经常强调这两个药的协同作用，桂枝可以通过强心阳而令心脏的能量加强，而芍药让静脉血回流心脏的力量加强，这就解释了这两者相辅相成的作用，而且我们也可以看到当这两个药的比例发生改变时，对于我们身体血液循环的调节作用也会改变，力量的作用点也会不同。

以下所列出的就是有桂枝和芍药这两个单味药的重要经方：

方剂	桂枝	芍藥	炙甘草	生薑	大棗	飴糖	大黄	葛根	柴胡	半夏	黄芩	人參	乾薑	天花粉	牡蠣	黄耆	吳茱萸	當歸	川芎	阿膠	牡丹皮	麥門冬
桂枝汤	桂枝	芍藥	炙甘草	生薑	大棗																	
桂枝加桂汤	桂枝	芍藥	炙甘草	生薑	大棗																	
小建中汤	桂枝	芍藥	炙甘草	生薑	大棗	飴糖																
桂枝加芍药汤	桂枝	芍藥	炙甘草	生薑	大棗																	
桂枝加大黄汤	桂枝	芍藥	炙甘草	生薑	大棗		大黄															
桂枝加葛根汤	桂枝	芍藥	炙甘草	生薑	大棗			葛根														
柴胡桂枝汤	桂枝	芍藥	炙甘草	生薑	大棗				柴胡	半夏	黄芩	人參										
柴胡桂枝乾薑汤	桂枝		炙甘草						柴胡		黄芩		乾薑	天花粉	牡蠣	黄耆						
黄耆桂枝五物汤	桂枝	芍藥		生薑	大棗											黄耆						
桂枝加黄耆汤	桂枝	芍藥	炙甘草	生薑	大棗											黄耆						
温經汤	桂枝	芍藥	炙甘草	生薑						半夏		人參					吳茱萸	當歸	川芎	阿膠	牡丹皮	麥門冬

	桂枝	芍药	炙甘草	生姜	大枣	牡蛎	牡丹皮	茯苓	桃仁	赤芍	龙骨	麻黄	杏仁	石膏	附子	知母	防风	白术	乌头	蜜
桂枝茯苓丸	桂枝						牡丹皮	茯苓	桃仁	赤芍										
桂枝加龙骨牡蛎汤	桂枝	芍药	炙甘草	生姜	大枣	牡蛎					龙骨									
桂枝二麻黄一汤	桂枝	芍药	炙甘草	生姜	大枣							麻黄	杏仁							
桂枝麻黄各半汤	桂枝	芍药	炙甘草	生姜	大枣							麻黄	杏仁							
桂枝二越婢一汤	桂枝	芍药	炙甘草	生姜	大枣							麻黄		石膏						
桂枝加附子汤	桂枝	芍药	炙甘草	生姜	大枣										附子					
桂枝芍药知母汤	桂枝	芍药	炙甘草	生姜								麻黄			附子	知母	防风	白术		
乌头桂枝汤	桂枝	芍药	炙甘草	生姜	大枣														乌头	蜜

中医大脑系统导出图：桂枝和芍药所属经方药物组成对比

倪师在教学中强调了芍药治疗腹痛的功能，倪师说明了腹痛的原因很多时候是肠壁上的静脉血管的血没有办法充分回流到心脏，所以用芍药强化血液回流心脏的力量，就可以缓解腹痛。而有桂枝、芍药这个药对出现的方剂里，有三个方是治疗腹痛很重要的方剂，分别是小建中汤、桂枝加芍药汤、桂枝加大黄汤。其使用的时机要根据身体虚实的差别，我也整理如下：

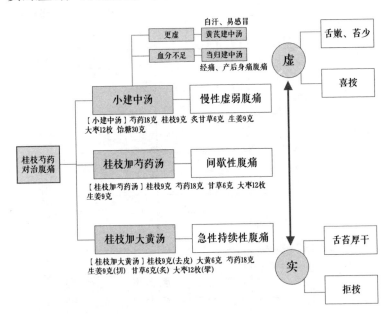

2.桂枝、炙甘草

倪师在课堂上常常提到"辛甘发散为阳"这个原则，

而这个药对就是实现此原则的一个很好范例。桂枝和炙甘草本身也是《伤寒杂病论》里面的一个小方剂，如果单用的话是对治"叉手自冒心"这样的问题，也就是心下动悸而想要用手去按才会舒服。而当桂枝和炙甘草作为药对出现在不同的方剂的时候，主要是利用桂枝加强心脏的力量，而炙甘草本身除了能够补充肠胃的津液之外，因为甘草用蜂蜜炒过后会有苦味，就可以"苦入心"，因此炙甘草本身也有强心的功能！倪师曾经说炙甘草可以增加发汗的力量，它会强化胸阳，而胸是诸阳的通路，所以会把阳气散发到四肢。

以下所列出的就是有桂枝和炙甘草这两个单味药的重要经方：

【药对 桂枝＋炙甘草 存在方剂】

符合方剂	另有单味药
桂枝汤	芍药＋生姜＋大枣
温经汤	吴茱萸＋当归＋芍药＋川芎＋人参＋阿胶＋牡丹皮＋生姜＋半夏＋麦门冬
泽漆汤	半夏＋紫参＋泽漆＋生姜＋白前＋黄芩＋人参
葛根汤	葛根＋麻黄＋大枣＋芍药＋生姜
麻黄汤	麻黄＋杏仁
黄连汤	黄连＋大枣＋干姜＋人参＋半夏
大青龙汤	麻黄＋杏仁＋生姜＋大枣＋石膏
小建中汤	大枣＋芍药＋生姜＋饴糖

续表

符合方剂	另有单味药
小青龙汤	麻黄＋芍药＋细辛＋干姜＋五味子＋半夏
炙甘草汤	生姜＋人参＋生地黄＋阿胶＋麦门冬＋火麻仁＋大枣
半夏散及汤	半夏
柴胡桂枝汤	柴胡＋半夏＋黄芩＋人参＋芍药＋生姜＋大枣
栝蒌桂枝汤	天花粉＋芍药＋生姜＋大枣
桂枝人参汤	白术＋人参＋干姜
桂枝甘草汤	
桂枝附子汤	附子＋生姜＋大枣
桃核承气汤	桃仁＋大黄＋芒硝
乌头桂枝汤	乌头蜜＋芍药＋生姜＋大枣
甘草附子汤	白术＋附子
当归四逆汤	当归＋芍药＋细辛＋通草＋大枣
苓桂术甘汤	茯苓＋白术
防己茯苓汤	防己＋黄芪＋茯苓
麻黄加术汤	麻黄＋杏仁＋苍术
黄芪建中汤	大枣＋芍药＋生姜＋饴糖＋黄芪
桂枝加大黄汤	大黄＋芍药＋生姜＋大枣
桂枝加芍药汤	芍药＋大枣＋生姜
桂枝加葛根汤	芍药＋生姜＋大枣＋葛根
桂枝加附子汤	芍药＋大枣＋生姜＋附子
桂枝加黄芪汤	芍药＋大枣＋生姜＋黄芪
白虎加桂枝汤	知母＋石膏＋粳米
小青龙加石膏汤	麻黄＋芍药＋细辛＋干姜＋五味子＋半夏＋石膏
柴胡桂枝干姜汤	柴胡＋干姜＋天花粉＋黄芩＋牡蛎

续表

符合方剂	另有单味药
桂枝二越婢一汤	芍药＋生姜＋大枣＋麻黄＋石膏
桂枝芍药知母汤	知母＋防风＋芍药＋麻黄＋附子＋生姜＋苍术
茯苓桂枝五味甘草汤	茯苓＋五味子
桂枝加龙骨牡蛎汤	龙骨＋牡蛎＋芍药＋生姜＋大枣
桂姜草枣黄辛附子汤	生姜＋大枣＋麻黄＋细辛＋附子
茯苓桂枝甘草大枣汤	茯苓＋大枣
当归四逆加吴茱萸生姜汤	当归＋芍药＋细辛＋大枣＋通草＋吴茱萸＋生姜
葛根汤加川芎辛夷	葛根＋麻黄＋大枣＋芍药＋生姜＋川芎＋辛夷
当归建中汤	当归＋大枣＋芍药＋生姜＋饴糖
葛根汤加桔梗石膏	葛根＋麻黄＋芍药＋生姜＋大枣＋桔梗＋石膏

3. 桂枝、大黄

桂枝和大黄这个药对，倪师说它可以去"女性血分的水肿"，这其中关键在"大黄通利下焦，桂枝能够让冲脉里的心血往下行走，能够通经强心阳之气"。

我们从下列表格中可以看出这个药对所在的几个经方，可以推导出这个药对的功能主要是"逐瘀泻热"，用以治疗下腹拘急硬痛、小便自利、夜晚发热，谵语烦渴，甚则如狂，以及血瘀经闭、痛经、产后恶露不下等症状。

【药对 大黄＋桂枝 存在方剂】

符合方剂	另有单味药
鳖甲煎丸	醋鳖甲＋射干＋黄芩＋柴胡＋鼠妇＋干姜＋芍药＋葶苈子＋石韦＋厚朴＋牡丹皮＋瞿麦＋凌霄花＋半夏＋人参＋䗪虫＋阿胶＋蜂巢＋赤硝＋蛴螂＋桃仁
桃核承气汤	桃仁＋炙甘草＋芒硝
桂枝加大黄汤	芍药＋生姜＋炙甘草＋大枣
柴胡加龙骨牡蛎汤	柴胡＋半夏＋茯苓＋人参＋黄芩＋大枣＋生姜＋龙骨＋牡蛎

4. 桂枝、附子

在《伤寒杂病论》里，桂枝和炮附子经常一起出现，而生附子出现的方剂里面并没有合用桂枝。

关于桂枝加炮附子这个药对，倪师的说明是"病人是表虚，所以我们用桂枝，桂枝能走表，而里面的寒很盛时，我们必须用附子去除寒"。这其中"炮附子是祛寒的，桂枝是祛风的"。

但生附子和桂枝在倪师的用方中确实有合用的时机，倪师说："生附子可以去里寒，而炮附子则可用来固表。"而在生附子、桂枝合用时，桂枝就变成导引生附子热力的药！

【药对 桂枝 + 附子 存在方剂】

符合方剂	另有单味药
乌梅丸	乌梅 + 细辛 + 干姜 + 黄连 + 当归 + 花椒 + 人参 + 黄柏
桂枝附子汤	生姜 + 炙甘草 + 大枣
甘草附子汤	炙甘草 + 白术
桂枝加附子汤	芍药 + 大枣 + 生姜 + 炙甘草
桂枝芍药知母汤	知母 + 防风 + 芍药 + 炙甘草 + 麻黄 + 生姜 + 苍术
桂姜草枣黄辛附子汤	生姜 + 炙甘草 + 大枣 + 麻黄 + 细辛

　　桂枝和炮附子这个药对经常用来对治关节痛、四肢挛急。倪师在经方的运用上是讲究用方的强弱层次的，以下就对治关节痛、挛急的经方，笔者也整理了下图，谨供读者参考：

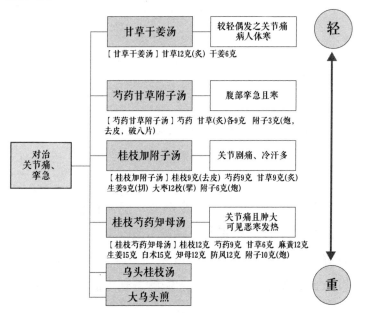

麻黄相关药对

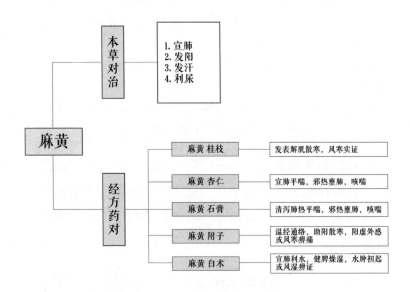

1. 麻黄、桂枝

"麻黄、桂枝"这个药对主要的功能在"发表、解肌、散寒"，用来治疗四肢水肿，外感风寒表实证。

对于"麻黄、桂枝"这个药对，倪师有非常生动而清楚的说明："平常如果青龙（麻黄）是配上桂枝的时候，麻黄就好像骑在桂枝上，桂枝就是马，麻黄就是那个骑士，所以麻黄必须要碰到桂枝，才能够走到皮肤表面上去，发汗出来。"

我们从以下这一个"麻黄、桂枝"药对存在的经方列表里面，可以看得出来这个药对在经方中是一个多么重要的组合。一些我们最常用的方剂里面都有这个药对的出现。

【药对 麻黄 + 桂枝 存在方剂】

符合方剂	另有单味药
葛根汤	葛根 + 大枣 + 芍药 + 炙甘草 + 生姜
麻黄汤	杏仁 + 炙甘草
大青龙汤	杏仁 + 生姜 + 大枣 + 石膏 + 炙甘草
小青龙汤	芍药 + 细辛 + 干姜 + 炙甘草 + 五味子 + 半夏
麻黄加术汤	炙甘草 + 杏仁 + 苍术
小青龙加石膏汤	芍药 + 细辛 + 炙甘草 + 干姜 + 五味子 + 半夏 + 石膏
桂枝二越婢一汤	芍药 + 炙甘草 + 生姜 + 大枣 + 石膏
桂枝芍药知母汤	知母 + 防风 + 芍药 + 炙甘草 + 附子 + 生姜 + 苍术
桂姜草枣黄辛附子汤	生姜 + 炙甘草 + 大枣 + 细辛 + 附子
葛根汤加川芎辛夷	葛根 + 大枣 + 芍药 + 炙甘草 + 生姜 + 川芎 + 辛夷
葛根汤加桔梗石膏	葛根 + 芍药 + 生姜 + 大枣 + 炙甘草 + 桔梗 + 石膏

2. 麻黄、杏仁

倪师是这样说明"麻黄、杏仁"这组药对的："麻黄和杏仁是一组，麻黄入肺，在本草上写麻黄可以宣肺，麻黄一下去，肺的气管全部打开来，肺是诸阳之会，所以心脏的力量会加强，因此麻黄有兴奋剂的作用。为什么加杏仁？麻黄宣肺，因为肺主皮毛，所以麻黄下去直接到毛孔，毛孔打开的动能是靠肺，如果光用麻黄没用杏仁，肺会干掉，肺会太热，所以加杏仁把不足的津液补足。"所以倪师强调："你只要记住我的话，杏仁跟麻黄，两个是秤不离砣，砣不离秤，两个等量的时候，你剂量再重，麻黄都不会出问题！"当然，学习在神不在形，倪师此话是在强调麻黄杏仁搭配的重要性，临床只要对证，可以酌情使用重剂，并不是让你无限制使用麻黄。

"麻黄、杏仁"这组药对的功能是"宣肺平喘，一升一降，一燥一润"。其最大的作用是"治疗咳喘"。含有麻黄、杏仁的经方整理如下：

【药对 麻黄＋杏仁 存在方剂】

符合方剂	另有单味药
麻黄汤	桂枝＋炙甘草
大青龙汤	桂枝＋生姜＋大枣＋石膏＋炙甘草
厚朴麻黄汤	厚朴＋石膏＋半夏＋五味子＋干姜＋细辛＋小麦
麻杏甘石汤	炙甘草＋石膏
麻杏薏甘汤	薏苡仁＋炙甘草
麻黄加术汤	桂枝＋炙甘草＋苍术
麻黄连轺赤小豆汤	连翘＋赤小豆＋大枣＋桑白皮＋生姜＋炙甘草

3. 麻黄、石膏

麻黄和石膏在一起时会产生怎样的作用呢？倪师是这样说的："石膏的性非常寒凉，石膏就是白虎，白色很寒凉的药，石膏和麻黄碰在一起的时候，麻黄把石膏带到肺，本来有肺炎，就是肺有壮热，石膏能够去热，麻黄和石膏并用，病人不会流汗，而是通过小便解掉。"

"麻黄、石膏"药对的功能是"清泻肺热，平喘，利水"，用来治疗邪热壅肺的咳喘、全身水肿。而倪师特别指出："一般人认为石膏只是去热，其实石膏还可以敛阳！"所以石膏和麻黄一样都可被视为阳药。含有麻黄、石膏的经方整理如下：

【药对 麻黄＋石膏 存在方剂】

符合方剂	另有单味药
越婢汤	生姜＋大枣＋炙甘草
大青龙汤	杏仁＋桂枝＋生姜＋大枣＋炙甘草
厚朴麻黄汤	厚朴＋杏仁＋半夏＋五味子＋干姜＋细辛＋小麦
越婢加术汤	生姜＋大枣＋炙甘草＋苍术
麻杏甘石汤	杏仁＋炙甘草
越婢加半夏汤	生姜＋炙甘草＋大枣＋半夏
小青龙加石膏汤	芍药＋桂枝＋细辛＋炙甘草＋干姜＋五味子＋半夏

续表

符合方剂	另有单味药
桂枝二越婢一汤	桂枝＋芍药＋炙甘草＋生姜＋大枣
葛根汤加桔梗石膏	葛根＋桂枝＋芍药＋生姜＋大枣＋炙甘草＋桔梗
越婢加术附汤	生姜＋大枣＋炙甘草＋苍术＋附子

4. 麻黄、附子

麻黄和附子都是热性甚大的阳药，这两味药的组合当然有加成的作用。那为什么要一起出现呢？倪师的说明就非常清楚："如果肾阳虚用炮附子，四逆汤用生附子是因为心脏的阳不够，心脏的力量不够，生附子一下去心脏搏动力量就增强了，但是速度还是一样。而麻黄不一样，麻黄是发阳，麻黄一下去心跳速度就会加快，但生附子不会，这两个不太一样。你看附子长的样子就像心脏，但它颜色是黑的，就入肾，肾脏里面有水，但是肾脏里面如果没有火，这水就是死水，所以水里面一定要有热，而这水里面的热就是附子。"

"麻黄、附子"药对的功能是"温经通络，助阳散寒"。一般用来治疗阳虚外感或风寒痹痛。在经方中出现麻黄、附子的方剂整理如下：

【药对 麻黄＋附子 存在方剂】

符合方剂	另有单味药
桂枝芍药知母汤	桂枝＋知母＋防风＋芍药＋炙甘草＋生姜＋苍术
麻黄附子细辛汤	细辛
桂姜草枣黄辛附子汤	桂枝＋生姜＋炙甘草＋大枣＋细辛
越婢加术附汤	石膏＋生姜＋大枣＋炙甘草＋苍术

5. 麻黄、白术

"麻黄、白术"的功能是"宣肺利水，健脾燥湿"，用来治疗水肿初起或风湿痹证。下表列出本药对所在的经方方剂，可看出都是可治湿的方剂。

麻黄和白术开在一起的作用是什么呢？我们知道麻黄是发汗的，但有了白术这个敛湿的药之后，倪师指出："麻黄汤没有加白术，发汗的时候会发出很大的汗，可是你如果加上白术的时候就变成微汗。"所以得出结论："加个白术，麻黄发汗的药性就会变得比较缓！"

【药对 麻黄＋白术 存在方剂】

符合方剂	另有单味药
越婢加术汤	石膏＋生姜＋大枣＋炙甘草
麻黄加术汤	桂枝＋炙甘草＋杏仁

续表

符合方剂	另有单味药
桂枝芍药知母汤	桂枝＋知母＋防风＋芍药＋炙甘草＋附子＋生姜
越婢加术附汤	石膏＋生姜＋大枣＋炙甘草＋附子

【麻黄剂治喘的整理】

倪师的教学中对于治喘的方剂辨别，可分为寒喘和热喘两部分，我们也列表如下，供读者参考：

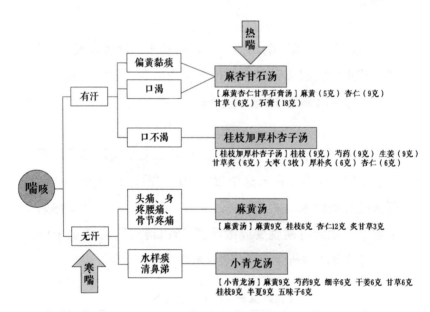

☯大黄相关药对

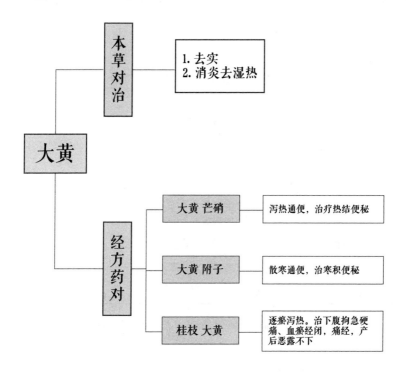

本草对治
1. 去实
2. 消炎去湿热

大黄

经方药对

大黄 芒硝 —— 泻热通便，治疗热结便秘

大黄 附子 —— 散寒通便，治寒积便秘

桂枝 大黄 —— 逐瘀泻热。治下腹拘急硬痛、血瘀经闭，痛经，产后恶露不下

1. 大黄、芒硝

倪师用一句话来总结这个药对："大黄是去实的药，芒硝是攻坚的药。"所以这两味药的结合可以说是对付便秘且大便坚硬的重要组合，芒硝攻坚破瘀的力量，帮助了大黄去实的攻势。而倪师也特别强调这两味药虽然比较强势，

但是遇到对证的时候，用到大黄、芒硝来攻下，对病人来说大黄、芒硝就是补药，应该攻坚的时候，绝不能手软，这就是"急下存阴"的概念。

以下是含有大黄和芒硝这个药对的经方列表。

【药对 大黄 + 芒硝 存在方剂】

符合方剂	另有单味药
大承气汤	厚朴 + 枳实
大陷胸汤	甘遂
大黄牡丹皮汤	牡丹皮 + 桃仁 + 冬瓜子
大黄硝石汤	黄柏 + 栀子
桃核承气汤	桃仁 + 桂枝 + 炙甘草
调胃承气汤	炙甘草

对这些方剂在使用上的分别，简单列表说明如下：

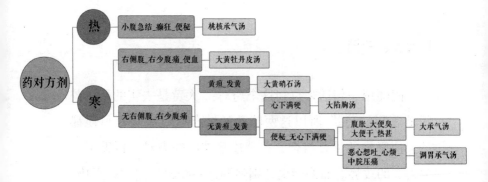

2. 大黄、附子

大黄和附子这个药对，可以说是把寒药和热药放在一起，而具体的作用倪师是这么说的："这个实呢，有的时候是寒实，有的时候是热实，大黄是去实，但大黄本身不去寒也不去热，它就是去实，它只负责把实去掉，那里面寒的话我们用附子。"

而在经方中出现"大黄、附子"这个药对的方剂不多，具体整理就是以下这两个：

【药对 大黄 + 附子 存在方剂】

符合方剂	另有单味药
大黄附子汤	细辛
附子泻心汤	黄连 + 黄芩

而倪师对于治疗寒实证的方剂，他特别帮我们整理出来：上焦寒实用三物小白散，中焦寒实用甘草干姜汤，而有"大黄、附子"这个药对的大黄附子细辛汤（即：大黄附子汤）则治疗下焦的寒实。

☯黄芪相关药对

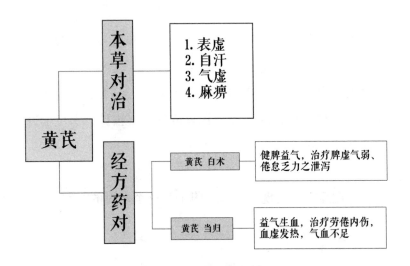

1. 黄芪、白术

"黄芪、白术"这个药对的功能是健脾益气，主要用来治疗脾虚气弱、倦怠乏力之泄泻。

在倪师的说明中可见本药对的功能："要利用黄芪来走表，因为病家表虚，选用白术跟甘草是因为白术、甘草可以补强病人肠胃的功能。"由于黄芪可以补气升阳，益卫固表，利水消肿，托疮生肌；白术则可以补气健脾，燥湿利水，固表止汗，安胎。因此这两者的组合在临床上可应用在自汗、水肿、疮疡皮肤病、月经崩漏等病症。

经方中含有黄芪和白术这个药对的方剂代表就是"防己黄芪汤"。而在后世方剂中出现这个药对的常用方则列表如下，可说是应用甚广：

【药对 黄芪＋白术 存在方剂】

符合方剂	另有单味药
归脾汤	当归＋茯苓＋远志＋龙眼肉＋炒酸枣仁＋人参＋木香＋炙甘草＋生姜＋大枣
玉屏风散	防风＋大枣
人参养荣汤	当归＋桂心＋炙甘草＋陈皮＋人参＋芍药＋熟地黄＋五味子＋茯苓＋远志＋生姜＋大枣
十全大补汤	人参＋肉桂＋川芎＋熟地黄＋茯苓＋炙甘草＋当归＋芍药＋生姜＋大枣
托里消毒散	人参＋金银花＋川芎＋茯苓＋芍药＋白芷＋甘草＋当归＋皂角刺＋桔梗＋连翘
补中益气汤	炙甘草＋人参＋当归＋陈皮＋升麻＋柴胡
防己黄芪汤	防己＋炙甘草＋生姜＋大枣
大防风汤	川芎＋附子＋熟地黄＋防风＋当归＋芍药＋杜仲＋羌活＋人参＋炙甘草＋怀牛膝
益气养荣汤	茯苓＋人参＋当归＋川芎＋芍药＋熟地黄＋陈皮＋浙贝母＋香附＋柴胡＋桔梗＋甘草
提肛散	当归＋川芎＋人参＋陈皮＋甘草＋柴胡＋黄芩＋升麻＋黄连＋白芷＋赤石脂
固本止崩汤	熟地黄＋人参＋当归＋炮姜
安老汤	人参＋熟地黄＋当归＋山茱萸＋阿胶＋荆芥炭＋甘草＋香附＋三七
完胞饮	人参＋茯苓＋当归＋川芎＋白及＋红花＋益母草＋桃仁

355

2. 黄芪、当归

"黄芪、当归"这个药对的功能是益气生血，用来治疗劳倦内伤、血虚发热、气血不足，同时也可用在"脓已成而自破"的情况。

黄芪和当归这两味药所组成的药对其实就是当归补血汤的结构，当归补血汤是金元时代李东垣所创造的益气补血方剂。倪师在提到这个药对时曾说明："补血的药有很多，像我们的当归建中汤也是补血的药，四物汤也是补血的药，我们用当归、黄芪二味药配合在一起就是补血汤。"

倪师虽是经方大师，但对于时方中确实有用的精华也是研究甚多，这个药对的应用就彰显了这一点！以下是一些临床常用后世方剂中含有黄芪和当归这个药对的方剂整理，提供给读者参考：

【药对 黄芪＋当归 存在方剂】

符合方剂	另有单味药
三痹汤	续断＋杜仲＋防风＋桂心＋细辛＋人参＋茯苓＋芍药＋甘草＋怀牛膝＋秦艽＋生地黄＋川芎＋独活＋生姜＋大枣
归脾汤	白术＋茯苓＋远志＋龙眼肉＋炒酸枣仁＋人参＋木香＋炙甘草＋生姜＋大枣

续表

符合方剂	另有单味药
圣愈汤	熟地黄＋生地黄＋川芎＋人参
蠲痹汤	赤芍＋姜黄＋羌活＋防风＋生姜＋大枣＋炙甘草
养心汤	茯苓＋茯神＋川芎＋半夏＋柏子仁＋炒酸枣仁＋五味子＋远志＋人参＋肉桂＋生姜＋大枣＋炙甘草
七物降下汤	熟地黄＋芍药＋川芎＋黄柏＋钩藤
人参养荣汤	桂心＋炙甘草＋陈皮＋白术＋人参＋芍药＋熟地黄＋五味子＋茯苓＋远志＋生姜＋大枣
十全大补汤	人参＋肉桂＋川芎＋熟地黄＋茯苓＋白术＋炙甘草＋芍药＋生姜＋大枣
托里消毒散	人参＋金银花＋川芎＋茯苓＋芍药＋白芷＋甘草＋皂角刺＋白术＋桔梗＋连翘
归芪建中汤	桂枝＋芍药＋炙甘草＋生姜＋大枣
补中益气汤	炙甘草＋人参＋陈皮＋升麻＋柴胡＋白术
补阳还五汤	赤芍＋地龙＋川芎＋红花＋桃仁
十六味流气饮	川芎＋芍药＋桂枝＋人参＋桔梗＋白芷＋木香＋乌药＋厚朴＋枳壳＋槟榔＋防风＋甘草＋紫苏叶
当归饮子	芍药＋川芎＋生地黄＋蒺藜＋防风＋荆芥＋制何首乌＋甘草＋生姜
保产无忧方	川芎＋芍药＋荆芥＋羌活＋甘草＋菟丝子＋川贝母＋厚朴＋艾叶＋枳壳＋生姜
八物降下汤	钩藤＋川芎＋芍药＋生地黄＋黄柏＋杜仲
痿证方	生地黄＋芍药＋苍术＋怀牛膝＋知母＋杜仲＋黄柏
大防风汤	川芎＋附子＋熟地黄＋白术＋防风＋芍药＋杜仲＋羌活＋人参＋炙甘草＋怀牛膝

符合方剂	另有单味药
千金内托散	人参＋川芎＋防风＋桔梗＋厚朴＋桂枝＋白芷＋甘草
益气养荣汤	白术＋茯苓＋人参＋川芎＋芍药＋熟地黄＋陈皮＋浙贝母＋香附＋柴胡＋桔梗＋甘草
提肛散	川芎＋白术＋人参＋陈皮＋甘草＋柴胡＋黄芩＋升麻＋黄连＋白芷＋赤石脂
紫根牡蛎汤	芍药＋川芎＋紫草＋大黄＋金银花＋升麻＋牡蛎＋甘草
通乳丹	人参＋麦门冬＋桔梗＋木通
固本止崩汤	熟地黄＋白术＋人参＋炮姜
安老汤	人参＋熟地黄＋白术＋山茱萸＋阿胶＋荆芥炭＋甘草＋香附＋三七
送子丹	麦门冬＋熟地黄＋川芎
完胞饮	人参＋白术＋茯苓＋川芎＋白及＋红花＋益母草＋桃仁
黄芪补气汤	肉桂
济生桔梗汤	桔梗＋桑白皮＋浙贝母＋瓜蒌＋枳壳＋薏苡仁＋防己＋杏仁＋百合＋甘草＋生姜
竹叶黄芪汤	淡竹叶＋生地黄＋麦门冬＋川芎＋黄芩＋甘草＋芍药＋西洋参＋半夏＋石膏

姜的相关药对

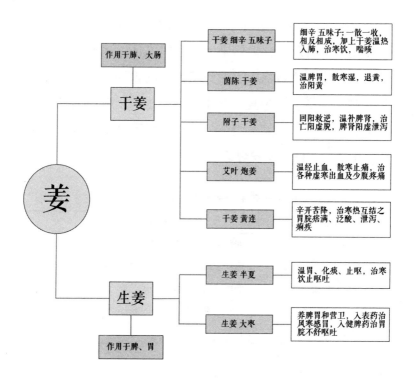

下面主要介绍干姜相关药对。

1. 干姜、细辛、五味子

倪师对于这个药对的说明："张仲景常常在咳嗽的时候加细辛、五味子，加干姜，代表这是水饮的咳，水气往上冲的时候，所以加细辛、五味子，下来再遇到干姜，水气就去掉了。"

"干姜、细辛、五味子"这个药对的功能是温中散寒、温肺化饮、收敛止咳。用来治疗寒咳之证，症见痰白清晰或久咳无痰。这是临床上遇到寒饮时的重要药对，而且与此同时几乎都会和半夏一起出现，构成"干姜、细辛、五味子、半夏"这个完美组合。我们从以下这个药对出现在经方中的列表就可以发现这一点。

【药对 干姜 + 细辛 + 五味子 存在方剂 】

符合方剂	另有单味药
小青龙汤	麻黄 + 芍药 + 炙甘草 + 桂枝 + 半夏
厚朴麻黄汤	厚朴 + 麻黄 + 石膏 + 杏仁 + 半夏 + 小麦
小青龙加石膏汤	麻黄 + 芍药 + 桂枝 + 炙甘草 + 半夏 + 石膏
苓甘姜味辛夏仁汤	茯苓 + 炙甘草 + 半夏 + 杏仁
茯苓甘草五味干姜细辛汤	茯苓 + 炙甘草

2. 干姜、附子

倪师指导我们，"干姜、生姜"这二者的分别是"干姜和生姜不同，生姜是散胃里的寒；干姜是温中，温肺寒"。其强调的作用点略有一些差别：生姜质略重而作用在中焦的胃，干姜质轻而作用在上焦的肺。

生姜、干姜和生附子、炮附子这四味药的组合运用，在经方中有一定的规律，倪师曾经提醒大家："经方里面，如果张仲景用炮附子就会配生姜，生附子就会配干姜。"

"干姜、炮附子"这个药对的功能是回阳救逆、温补脾肾，用来治疗亡阳虚脱、脾肾阳虚泄泻。倪师也提示了其作用点的不同："干姜色白，辛辣入肺，而炮附子入心。"

以下是含有干姜、附子药对的重要方剂：

【药对 干姜＋附子 存在方剂】

符合方剂	另有单味药
四逆汤	炙甘草
乌梅丸	乌梅＋细辛＋黄连＋当归＋花椒＋桂枝＋人参＋黄柏
茯苓四逆汤	茯苓＋人参＋炙甘草
附子理中汤	白术＋炙甘草＋人参

3. 干姜、黄连

干姜和黄连这两个药性截然不同、一寒一热的单味药，当出现在同一个方剂里面时，到底是起到怎么样的一个作用呢？倪师对此有清楚的说明："入口即吐是虚热，病人本身已经被吐、下，肠胃津液已经伤到了，本来就是寒的，所以用干姜来去寒，又有虚热，热就是炎，本身有发炎，有病毒，但是没有食物堵在里面，所以用黄芩、黄连来消炎。"

另外对于冷热药同时使用的说明，倪师在说明大建中汤方义时也有以下这样的看法："大建中汤里蜀椒、干姜下去，如果他的身体还是更冷，这时你反过来，你用黄芩、黄连，'老师，他很冷啊，还用凉药？'对，我们讲阴中有阳，所以寒凉的药一下去病人马上热起来，手脚都会热起来。那意思是什么，就是虽然很寒凉但是里面还有一点火，你不要直接给他热气，你直接放点木材，小火在里面点着，然后火一生起来，他就热起来了。所以寒极会生热，热极会生寒。"

"干姜、黄连"这个药对所出现的经方列表如下：

【药对 干姜＋黄连 存在方剂】

符合方剂	另有单味药
乌梅丸	乌梅＋细辛＋当归＋附子＋花椒＋桂枝＋人参＋黄柏
黄连汤	桂枝＋大枣＋炙甘草＋人参＋半夏
半夏泻心汤	半夏＋黄芩＋人参＋大枣＋炙甘草
甘草泻心汤	炙甘草＋黄芩＋人参＋大枣＋半夏
生姜泻心汤	生姜＋炙甘草＋人参＋黄芩＋半夏＋大枣
干姜黄芩黄连人参汤	黄芩＋人参

☯黄连相关药对

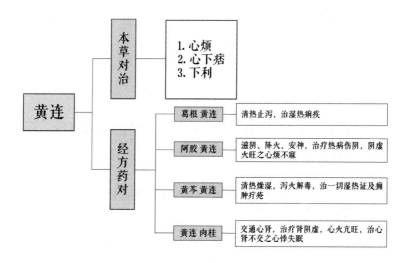

黄连 ── 本草对治 ── 1. 心烦
2. 心下痞
3. 下利

经方药对 ── 葛根 黄连 ── 清热止泻，治湿热痢疾

阿胶 黄连 ── 滋阴、降火、安神，治疗热病伤阴，阴虚火旺之心烦不寐

黄芩 黄连 ── 清热燥湿，泻火解毒，治一切湿热证及痈肿疔疮

黄连 肉桂 ── 交通心肾，治疗肾阴虚，心火亢旺，治心肾不交之心悸失眠

1. 葛根、黄芩、黄连

这个药对的代表方剂，当然就是经方中著名的"葛根黄芩黄连汤"，倪师在讲解这一个方剂的时候说："黄芩、黄连是非常寒凉的药，所以它能去热，热就是炎，所以也是消炎的药，黄芩、黄连不仅可以内服，还可以外敷。如果皮肤破，可用黄芩、黄连；如果化脓，可以加去湿的药。黄芩杀菌的力量很强，阿米巴痢疾的时候，大肠的壁都破洞了，下利都是血，下利久了人会脱水，所以用葛根升水，用炙甘草把肠子的津液补足，用黄芩、黄连解毒，黄芩、

363

黄连等量，针对小儿之痢疾炽热难用下剂之证多效。"

"葛根、黄芩、黄连"这个药对的功能是解表清里热，用来治疗湿热下利；或糖尿病、高血压等症，兼有肩颈疼痛僵硬者。

当然后世方派也有就这个药对的发挥。以下列表是有此药对的常用方剂：

【药对 葛根＋黄芩＋黄连 存在方剂】

符合方剂	另有单味药
散肿溃坚汤	当归＋芍药＋柴胡＋龙胆草＋升麻＋昆布＋连翘＋桔梗＋知母＋黄柏＋醋三棱＋醋莪术＋天花粉＋炙甘草
黄连上清丸	黄柏＋栀子＋菊花＋姜黄＋川芎＋天花粉＋当归＋桔梗＋薄荷＋玄参＋大黄＋连翘
葛根黄芩黄连汤	炙甘草

2. 黄连、阿胶

"黄连、阿胶"这个药对的功能是滋阴、降火、安神，用来治疗热病伤阴、阴虚火旺之心烦不寐。

本药对出现在经方的"黄连阿胶汤"中，这是治疗心肾不足、阴虚火旺较重的心烦失眠的重要方剂。倪师曾对此药对予以说明："黄连大寒，得水之性，故去热。与阿胶、鸡子黄为填离清坎之药，故治心内之热。"

这两个单味药的药性都具备了收性和降性，符合我们对于降火安神的需求，而阿胶润性较大，可以补黄连苦燥之失。

【药对 黄连＋阿胶 存在方剂】

符合方剂	另有单味药
黄连阿胶汤	黄芩＋芍药＋鸡子黄
白头翁加甘草阿胶汤	白头翁＋甘草＋秦皮＋黄柏

3. 黄芩、黄连

"黄芩、黄连"这个药对的功能是清热燥湿、泻火解毒，用来治疗：火热（火毒）证。症见大热烦躁，口燥咽干，错语不眠；或热病吐血、衄血；或热甚发斑，或身热下利；或外科痈疡疔毒，小便黄赤。这是经常同时出现的一组药。在很多经方中有这个药对。

倪师说明其使用时机："利用黄芩、黄连来治发炎，就是去热。"而根据临床诊断来看，倪师有这样的教学："舌苔代表胃的津液，如果舌苔黄，代表有热，如果舌苔黄但不是非常干燥，就是用黄芩、黄连；但如果是舌苔黄而且非常干燥，就是用石膏。"

当然这两味药之间还是有差别，倪师分别二药时说："黄芩、黄连有一点差异，你看黄连很黄，味道很苦很厚，所以它可以清胃；黄芩也是黄但是带绿色，所以清肝胆和小肠的湿热。""黄芩、黄连同样是去热的药，黄连比较能解毒，解百毒，解血里面的毒素；黄芩解三焦淋巴系统、肝胆方面的热毒，中医给"热"本身就定义为毒，就是说你累积在里面排不出去，我们要想办法疏通它就会用到黄芩。"

"黄芩、黄连"这个药对所出现的常用方剂列表如下：

【药对 黄芩 + 黄连 存在方剂】

符合方剂	另有单味药
三黄泻心汤	大黄
半夏泻心汤	半夏＋干姜＋人参＋大枣＋炙甘草
甘草泻心汤	炙甘草＋人参＋干姜＋大枣＋半夏
生姜泻心汤	生姜＋炙甘草＋人参＋干姜＋半夏＋大枣
附子泻心汤	大黄＋附子
黄连解毒汤	黄柏＋栀子
黄连阿胶汤	芍药＋鸡子黄＋阿胶
葛根黄芩黄连汤	葛根＋炙甘草
干姜黄芩黄连人参汤	干姜＋人参

4. 黄连、桂枝

"黄连、桂枝"这个药对的功能是强心火，去寒热并结，用来治疗胃炎而痛、心火不盛而致肢冷。当患者有胃炎而痛或心火虚弱而无力暖和全身的时候，倪师会把热药和寒药同时开在一个方剂里。这是仲景心法，比方说在乌梅丸、黄连汤的结构中可以见到这样的用法。倪师也依此心法在临床上多所发挥。老师在带诊教学中曾说："桂枝于心火来说如风，黄连于心火来说如木柴。"

以下是此药对所属经方的列表：

【药对 黄连 + 桂枝 存在方剂】

符合方剂	另有单味药
乌梅丸	乌梅 + 细辛 + 干姜 + 当归 + 附子 + 花椒 + 人参 + 黄柏
黄连汤	大枣 + 干姜 + 炙甘草 + 人参 + 半夏

☯附子相关药对

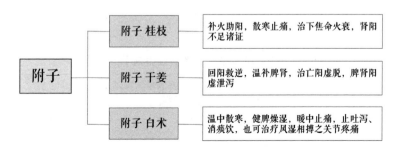

附子
- 附子 桂枝 —— 补火助阳，散寒止痛，治下焦命火衰，肾阳不足诸证
- 附子 干姜 —— 回阳救逆，温补脾肾，治亡阳虚脱，脾肾阳虚泄泻
- 附子 白术 —— 温中散寒，健脾燥湿，暖中止痛，止吐泻、消痰饮，也可治疗风湿相搏之关节疼痛

附子、白术

"附子、白术"这个药对的功能是温中散寒、健脾燥湿、暖中止痛，止吐泻、消痰饮，用来治疗风湿相搏之关节疼痛，同时也是排脓发痈的重要药对。

附子和白术，一个祛寒，一个祛湿，二者同时运用时，倪师解释其机理："附子走表，附子把白术带到四肢关节，把四肢关节的湿去掉。"而且更进一步对其发痈脓的机理予以说明："白术、附子等量，能够发痈脓，在身体里面的瘤，在很深的地方，在子宫或淋巴结里面，一直无法发到表面上，如果能发到皮肤表面，变成大的脓疮，像青春痘、疖子，把脓头去掉就好了，但是在很深的地方或在骨边出不来，就靠白术、附子。为什么加附子？因为深的地方一定接近骨边，所以加附子，附子壮里阳，把里面的脓疮往外推，白术有干燥的作用。"

以下是含有此药对的经方列表：

【药对 附子 + 白术 存在方剂】

符合方剂	另有单味药
真武汤	茯苓 + 芍药 + 生姜
附子汤	茯苓 + 人参 + 芍药

符合方剂	另有单味药
黄土汤	炙甘草＋生地黄＋阿胶＋黄芩＋灶心土
甘草附子汤	炙甘草＋桂枝
白术附子汤	炙甘草＋生姜＋大枣
桂枝芍药知母汤	桂枝＋知母＋防风＋芍药＋炙甘草＋麻黄＋生姜
附子理中汤	干姜＋炙甘草＋人参
越婢加术附汤	麻黄＋石膏＋生姜＋大枣＋炙甘草

【小结】

以上整理了跟诊笔记中倪师所提到的部分常见药对，我列举出在经方中用得比较多的药对来做说明，这些药对都是老师在之前的教学中有所强调的。当然，老师临床所用的药对远多于以上整理内容。在这里我只是抛砖引玉，把自己的一点所见所闻及心得和大家分享。而针对倪师的开方思路，如果能够多参阅老师的医案和《人纪》教学，相信对于熟读经方的朋友应该可以有更多深入的体会。

跟诊倪师的眼诊笔记整理

在本书中有不少地方都提到了眼诊，这是倪师所传的重要诊断法。临床上，眼诊不但容易掌握，而且其中所能给我们的诊断信息也非常多。在这里，我把眼诊在临床上的应用做一个整理，希望对读者在临床诊断上有所助益。

我的老师倪海厦先生是一个真正脚踏实地做眼诊的医者，曾在很多重大病症的诊断过程中应用眼诊，收到很大的诊断效果。眼诊其实是非常直接的，比脉诊还容易掌握。但是，医者必须凝神且靠近去看，环境的光线要强一点。如果光很暗或者在太强的光线下（如室外太阳光），做眼诊会看不清楚。

还记得我第一次去倪师的诊所跟诊时，第一件事就是先学会倪师的眼诊纲要。通过本部分内容，我会根据当年跟诊所学的笔记，以及临床运用的补充，与各位读者分享眼诊的具体操作。倪师在《人纪》中没有系统地讲眼诊，主要是对跟诊的学生才教，教完后就直接安排学生在旁边跟诊学习。我还很清楚记得，第一次看眼诊时我非常兴奋。不同民族的人，眼睛颜色也不太一样。亚洲人的眼睛多呈黑色，如果用灯光去照，仔细看，其实呈现的是咖啡色。西方人的眼睛，有蓝的、绿的、黑的。在临床上当通过脉诊、舌诊没办法确定，甚至问诊后也不太清楚时，用眼诊是很有帮助的。

　　眼诊部位分成心、肝、脾、肺、肾这几个全息部位。倪师的眼诊和其他流派的眼诊有一些不同，主要重点就是脾区的位置，对这一关键点要把握好才能学好眼诊。

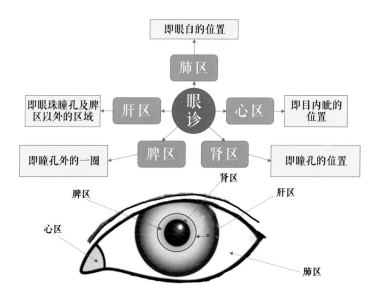

肺区是整个眼白部分。心区是目内眦，这个区域，有些人是球，有些人是扁的，有些人颜色淡，有些人颜色红，这是有意义的。肾区是瞳孔。肾区外面的小圈是脾区。很多课本上讲脾区在上眼睑、下眼睑，但倪师认定的脾区是在瞳孔外的一圈（如上图中所示），倪师眼诊的重点就在于脾区的划分，可以从中获得很多诊断信息。眼珠里面去掉瞳孔及瞳孔外一圈的脾区，剩余的部分就是肝区。一般而言，肝区大概占三分之二，脾区占三分之一，这是标准健康的眼睛。

那么，每一区代表什么意义呢？最中间的瞳孔是肾，肾主水，外面一圈是脾土，再往外是肝区（木），肺区是金，最外面是目内眦，即心区（火）。五行之中，土克水，木克土，金克木，火克金，中医"克"的意思是控制，有了土才能够控制水。另有说法，目内眦、目外眦都是心，但目外眦会被眼皮盖住，不是那么清楚。眼睛最外面是火，火控制金，金控制木，木控制土，土控制水，这是各区之间的关系。

如果土区太弱（即脾胃太差）的人，除了脾区会比较小之外，肾区会变大。因为脾土控制不了肾水。倪师在看诊时常常会说"你看，这个人瞳孔这么大，脾胃不好"，我那时心想"瞳孔不是肾区吗？怎么会联系到脾胃的问题呢？"后来才知道是"土克水"的原因。这是《黄帝内经》中五行生克的原理在临床上的印证。因为肾的外面是脾，脾土虚控制不了肾水，所以脾区小、肾区大。再如心区与肺区之间的关系，如果目内眦很小，说明心脏不好，这就是"心火无法控制肺金"。

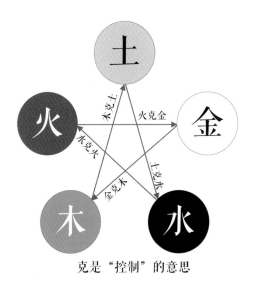

克是"控制"的意思

眼诊需要准备一个手电筒，看眼睛时会比较方便，一般做眼诊时周围环境要适当暗一点，白天可以把窗帘拉起来，把灯关掉，用手电筒看。太亮的时候，第一，看不清楚眼睛里面的变化；第二，做肾区的测试会不方便。

☯眼诊心区的说明

心区，正常的生理表现是目内眦突起且色红，表明心阳足。目内眦要稍微饱满一点，像球一样，如果平平的、颜色淡的就不好。心阳足是健康的根本，心脏有力，人就活得久。心是君主之官，心脏好，身体各方面不会差到哪里去；反之，心脏不好，其他地方也好不到哪里去。

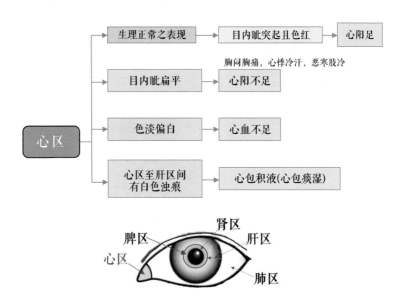

讲个跟诊时的小体会：一开始学把脉，患者心阳到底好不好，脉到底有没有力，脉诊功力不到时，把脉是把不

出来的，但这时候悄悄看一眼对方的目内眦，如果红红的、大大的、圆圆的，说明患者心阳很足，心阳足那么就能控制汗，就不容易自汗、盗汗。如果目内眦扁平，则心阳不足，于是我就会问对方晚上睡觉时会不会流汗，或者白天是不是容易流汗？如果患者说对，那就表示此次诊断很准。如果目内眦颜色偏白，说明心血不足，而心血不足的人一般晚上睡不好。所以我常说诊断一定要学好，尤其是眼诊，因为这是四诊中的望诊，"望而知之谓之神"。所以那时我常常觉得很奇怪，人进来都还没有讲病情，老师有时候就开始讲对方的问题了，其实不奇怪，主要是老师看见了一些征兆，就可以知道很多信息。

心区到肝区之间是肺区，肺区如果有比眼白还白的白色灼痕，那是心包积液。尤其是在目内眦旁边，也就是说心脏旁边的包膜有痰饮，人常常会觉得胸闷。

眼诊肝区的说明

肝区，正常会有清楚、整齐的木纹。肝区外面如果围了一圈白纹，那是眼白的白色已经侵入眼球，眼珠子最外面一圈有白白的感觉，那是"金乘木"，肺气克肝过度则成为"乘"。当肝区外圈白纹完整且不透明，也就是说肝区外面的白纹非常明显，或是眼珠子上有很多白点，这是肝阴实证——肝硬化或肝癌。很多肝的病变，肝区都会有一点一点的白，这也表示肝区有金，白色"乘"进来，这就不好。

有些人的肝区会有圈纹，这圈纹是"肝积肥气"，现代医学称其为脂肪肝。木纹一般是往外放射的，同心一圈一圈的纹路是脂肪肝。现代脂肪肝患者非常多，古代人把这种病称为肝积肥气，致病因素主要来自饮食。脂肪肝是哪里来的呢？主要是来自现代饮食中大量使用的果糖。大量摄入果糖最容易导致脂肪肝。一开始吃时，人们觉得果糖很好，因为果糖吃下去不会让我们的血糖增高。因为我们的身体并不能直接使用果糖，细胞只要葡萄糖而不喜欢果糖，所以小肠会把它全部送到肝里去，但肝也不会直接处理利用，就会把果糖转换成中性脂肪堆在那里，造成脂肪肝。食品中经常含有果糖，因为果糖便宜，比如玉米果糖。美国盛产玉米，玉米消耗不了，就被炼制成果糖，好多年前商家曾宣传果糖是健康食品，因为不会升高血糖，但如果你的身体没有办法很好地吸收它时，果糖就会变成脂肪肝。一旦有了脂肪肝，肝区就会有圈纹。

有些人肝损伤，肝区就会产生褐点，就好像树木会长树瘤，不好看，但不是大问题，人活上个数十寒暑，肝脏多多少少有点损伤，比如常常熬夜打麻将就会损伤肝。肝区有破洞、裂纹，结构比较松散，也说明肝受损。肝区完全平整无纹也不好，这表示肝脏有毒素堆积，肝脏功能不好。肝区黄浊，眼珠子里面黄黄的，这是湿热。

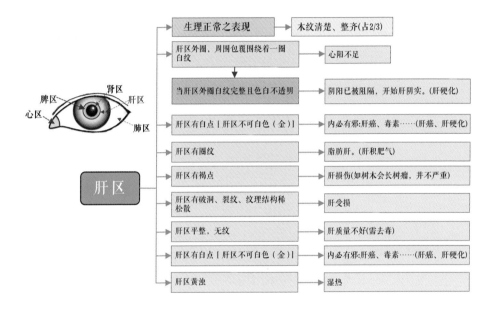

	生理正常之表现	木纹清楚、整齐(占2/3)
	肝区外圈，周围包覆围绕着一圈白纹	心阳不足
	当肝区外圈白纹完整且色白不透明	阴阳已被阻隔，开始肝阴实。(肝硬化)
	肝区有白点［肝区不可白色（金）］	内必有邪:肝癌、毒素……(肝癌、肝硬化)
肝区	肝区有圈纹	脂肪肝。(肝积肥气)
	肝区有褐点	肝损伤(如树木会长树瘤，并不严重)
	肝区有破洞、裂纹、纹理结构稀松散	肝受损
	肝区平整，无纹	肝质量不好(需去毒)
	肝区有白点［肝区不可白色（金）］	内必有邪:肝癌、毒素……(肝癌、肝硬化)
	肝区黄浊	湿热

☯ 眼诊脾区的说明

脾区，也同时是胰区。脾和胰同属一个脏象，都属于脾。它正常的生理表现是结构致密，在瞳孔外一圈，占瞳孔外直径的三分之一，上有木纹。很多人没有脾区或脾区

很小，那是水反侮土，或是土根本没有办法去控制水，本
应是土克水，结果土居然被水反克，肾区变大脾区小，事
实上是脾胃不好。

脾区呈现绿色且太大，很多洞，不规则，这都是胰的
功能衰退，是标准糖尿病征象。脾（胰）区比较大，则意
味着湿气比较重，土本身湿重，有些人会表现出没有胃口
或是身体觉得很沉重。然后胰区变大，肝区会被压缩变小。
肝区和脾区的关系是紧密相扣的。

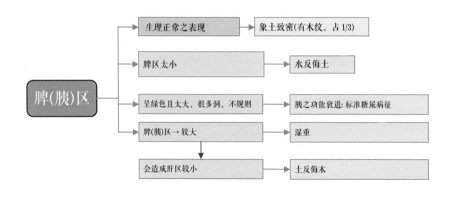

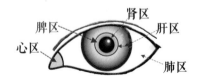

☯眼诊肺区的说明

肺区正常情况下是白色的，而且最正常是白色略带一点青色。大家去看小朋友的眼睛，会发现白色里有点略偏蓝蓝的青色，这是最棒的。如果您年过四十，眼睛的眼白也是这样，这说明您还年轻。

肺区有褐色、白色的点，甚至有白色的块状物突起，很不幸，这很可能是肺癌。患肺癌的人眼白会非常不规律，看起来很可怕。肺区中有淡褐色的斑是肺中含湿。如果肺区有灰浊，那是痰浊。有些"老烟枪"眼白的区域灰灰浊浊的，那是痰浊，痰清了之后，他眼睛的眼白就会变得白亮很多。所以也可以通过眼诊来看治疗效果好不好，通过它可以回溯比较原来的情况，在治疗前、治疗后，可以看到对比明显。

肺区中有蓝点，很可能是肺结核或寄生虫。尤其小孩子，如果眼白的地方有蓝点，那一般都是寄生虫。肺区有血丝，是肺中压力大。有些人肾不纳气，血丝会分布在肺区。

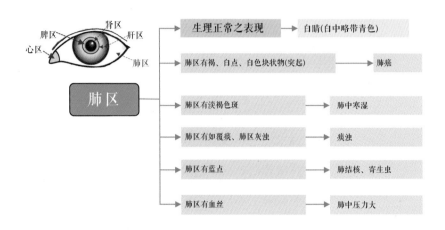

眼诊肾区的说明

肾区正常情况下是呈圆形的，占整个眼珠的三分之一，甚至再小一点也可以；且瞳孔反射的反应速度快（肾阳反应），也就是说我们用一个光源，从旁边平移过来照射瞳孔，会看到瞳孔在触到光的瞬间立刻产生收缩，这是好的，表示肾阳比较强；如果触到光之后瞳孔却不怎么动，甚至完全没有反应的时候，这表示肾阳不好。此法尤其可以判断先天之气的好坏，如果瞳孔收缩反应非常好，说明肾阳很强；如果光刺激都不动，说明肾阳不足。

我在佛州跟诊时，倪师说一个人的瞳孔大，有一种可能是肾阳太差，还有一种可能是笨，而瞳孔小的人往往比较聪明。这是指在普通光线下的表现而言，值得参考。

有些瞳孔形状不对，既不是圆形也不是接近圆形，居然是扁扁的或三角形等，这些是肾阴不足的表现，可用六味地黄丸治疗。这样的人除了容易腰酸背痛，还会有小便清长的现象（这跟肾阳也有关系，因为阴虚无法摄阳）。肾阴不足时，人的老化会很快，这样的话瞳孔形状就不好，所以年纪越小瞳孔越圆，年纪越大则有时会变形。瞳孔的形状会变也可视为气不足，没有办法把它圈好。

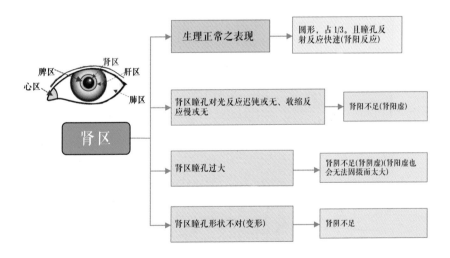

☯眼诊实例说明

【例1】

在下图中呈现的眼睛，瞳孔位置还好，瞳孔外面有淡淡的一圈，但没有到三分之一，表示脾胃有点不好。有纹，但无法形成漂亮的木纹，综合来讲马马虎虎。再往外看，肺也不好，肺区有黄色说明有痰浊。目内眦往外一点点，有一层比较白的东西盖在上面，颜色比较深，和眼白不一样，那是心包积液。这是不正常的一个眼睛，不是那么好，但这个人算是勉勉强强健康。

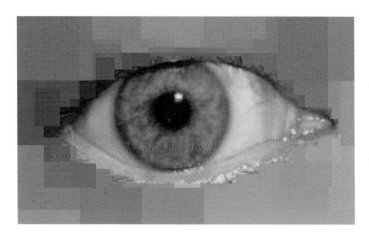

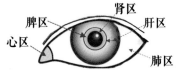

【例2】

　　在下图中是一个西方人的眼睛，不是偏深的咖啡色。瞳孔外面脾区那一圈大概占三分之一多一点，在瞳孔外面清楚可见一圈呈黄色。肝区的纹不错，肺区的眼白非常干净，也没有痰浊，没有什么大问题，这应该是个女生吧，唯一比较差的是目内眦比较扁，颜色也比较淡，这是心阳虚、心血虚，所以她晚上可能会盗汗、不易入睡。这个人的脾区稍微大了一点点，但还算是一个不错的眼睛。

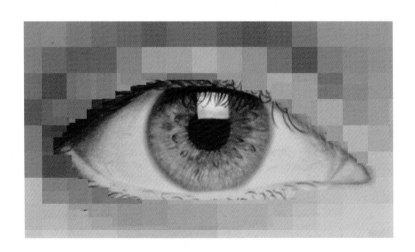

【例3】

在下图中这个眼睛，仔细看脾区有一点偏淡而不是很清楚，有但不是太好。他的肝区实在太差，有很多破坏，木纹从眼睛中间放射出去，那个纹很多地方都裂开，不是漂亮的纹，上面就有三处裂开，下面还有很大的洞，纹路破坏，肝不好。眼白还好，可以看到一点黄黄的，但往目内眦的方向仔细看会有一个很白的地方，可能会有肺阴实。目内眦照得不太清楚，颜色看起来还好。

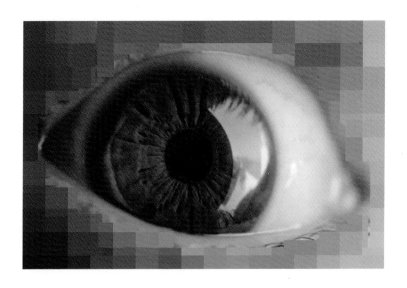

【例4】

在下图中这个眼睛，肝纹不是很好，肝区的地方有一圈一圈的，有脂肪肝，但不是太严重。瞳孔是小小的，越小越聪明，倪师常常看学生的眼睛，一看就知道是笨还是聪明，我就很害怕老师看出我笨，每次他看我的眼睛我都回避。眼白颜色偏黄，有一点痰。目内眦还不错，是拱起来的一个珠，颜色稍微红一点，心阳、心血都不错。

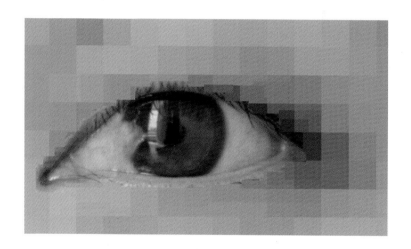

每个人都有优缺点，如果你的眼睛什么都是好的，符合我们在前面讲的标准，一个很美丽、很漂亮的眼睛，你就很健康。眼睛是灵魂之窗，也是我们身体健康之窗，通过眼睛可以看到很多。

【例5】

在下图中这个眼睛，瞳孔外面黄黄的一圈，脾区是有的。外面的木纹也漂亮，有一点点白点，但仔细看，那个白点是外面的反光，所以这个人木纹是很好的。眼睛摄影真的很不容易，灯光和诊备一差的话可能就会有误判。目内眦，也就是他的心区稍微淡一点，但是也有浮出来，没有完全凹进去，这样就算还不错了。他的脾区没有到三分之一，算是比较小的，如果脾区能够再大一点就更好。这个人基本上还可以。

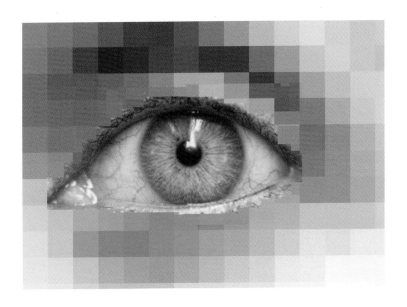

【例6】

在下图中，这个眼睛的木纹并不清楚，甚至里面有一些褐色的斑点，就是说有点肝损伤。脾区仔细看并不明显，这个人的脾胃不是特别好。眼白非常清晰、漂亮、干净，没有痰。目内眦很白、很扁、很塌，表示心阳、心血不足。整体看起来是亚健康的人。这个人应该算笨，因为瞳孔上有一个很亮的灯影，应该是有灯在照射，但瞳孔还挺大的，表示偏笨。再看脾土，也就是瞳孔外面这一圈，脾区抓不住肾区，所以瞳孔会变大。一般来说，正常人的眼睛被灯一照，瞳孔立即会缩小到三分之一以下。

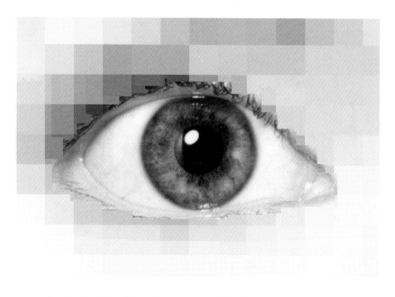

人越聪明瞳孔越小，所以就传统中国文化而言，我们要"暖暖内含光"，就是指瞳孔小。真正精明的人，表面上

看起来或许呆呆的，但一看他的眼睛，瞳孔小，说明这个人很厉害。

【例7】

在下图中的眼睛瞳孔较小，这是很好的。这个人木纹还算清楚，但是有点脂肪肝，能看到一圈一圈的纹。他的脾胃区算是有，但不明显。肺区还算干净。心区不太好，颜色还算深，心血还好，但是太扁，有点心阳不足。

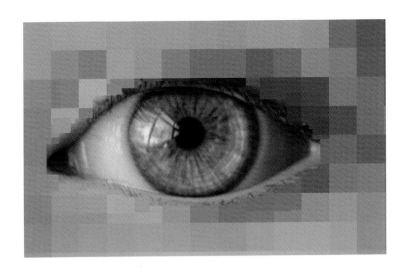

【例8】

下图中的眼睛是非常糟的笨眼睛，在还算强的光线之下瞳孔超级大。目内眦有一颗珠，心阳还不错，颜色也很好，但他的瞳孔实在是太大，这个人就应该是偏笨，他的瞳孔整个涣散，肝控制不了脾土，脾土控制不了瞳孔。

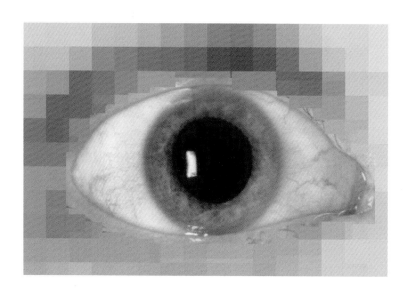

【例9】

　　下图中的眼睛很漂亮，瞳孔非常小，旁边一圈黄色的部分也不错，超过三分之一。木纹又清楚漂亮，脾区、肝区都很好。目内眦饱满、颜色红，心阳、心血足。整个肺区很白，有淡淡的血丝但是不严重。这是很好的眼睛。但如果眼白再大一点就不好了，倪师曾说：如果一个人上下眼白太多，可能是罪犯、杀人犯。这个眼睛应该是故意撑大的吧。唯一的缺点在于，瞳孔形状不那么圆，有点变形，可能有点肾阴虚。吃点六味地黄丸补一补就会很不错。

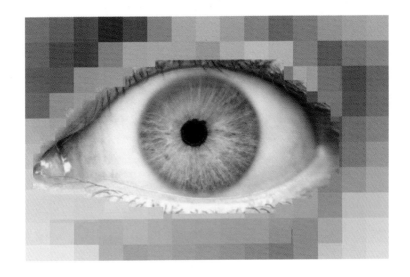

【例 10】

下图中的眼睛可能是老人的眼睛，脾区还算清楚，但不够大。瞳孔还不错，算是比较小。木纹也还不错。目内眦挺大。这个眼睛基本上还算不错。眼白发黄可能是灯光影响，仔细看，在光线比较亮的左半边其实是比较干净的。

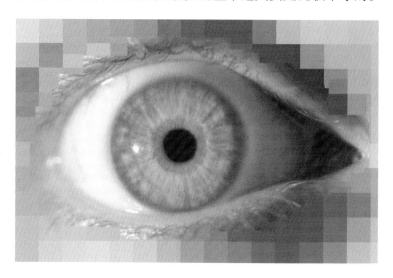

【小结】

在整理这些眼诊资料时，在美丽的佛州桃花岛上的往事不时涌上心头，倪师不厌其烦地在诊间解说眼诊所见和患者症状关系的教学是这样的实用而亲切。在后来这么多年个人的临床过程中，我慢慢能体会到倪师在眼诊上的独创获见。虽然和我们师门之外所见的一般眼诊有所不同，但是倪师的眼诊教学完全能够展现出《黄帝内经》中的五行脏腑关系，于理而言清楚确实，于行而言能够做到诊治一体。笔者不才，没有什么增减之处，只是把跟诊倪师时的所见所学和读者分享。希望能对大家在临床上有所助益。

后记

　　这本小书出版也有两年时间。这段时间，我收获到不少读者给我的鼓励和支持。我的大学同学陈圣夫先生及同门郭达霖医师就曾经花了很多时间把书中的错字整理成表寄给我。我一方面感到很不好意思，没有做好精校的工作，另一方面也感动于他们对这本书的爱护。通过出版本书，我也收获了很多朋友的各种指教，这些收获都让末学感到温暖。这本小书记录着个人生命中非常重要的一段时光，但限于笔者的学力和精力，还是有一些资料细节没有收录在本书中，也因此通过后来一些直播分享的机会与读者做了补充报告。像是书中提到的眼诊，在不少朋友的鼓励下，我在《一小时学会中医眼诊》的直播中尽我所能地把我所学到的倪师眼诊技法与大家做了分享。

　　近日，出版社通知我们又要把本书增印一版。前面几次重印都是把原来的错字修改后就直接印刷发行。这时，我就想到把一些想要补充的内容整理放进本书，于是就和出版社商量是否能在这一次再版之际加上超过三万字的内容，这样新的一版就可以算是一个增订本，这得到了我的伙伴同止中医科技的崔祥瑞先生的支持，于是这几万字的内容就加在这一个增订版中。这些新加的内容里面有个人在遇到倪师之前学习中医的一些记录，也有跟诊倪师时在针灸、用药、诊断上的笔记整理。

希望通过这一个增订本，可以和读者们分享更多末学跟倪师学习时的心得。

　　末学在师门中是个小医师，各方面的能力和学识有限，本书算是忝列师门的我的一本抛砖引玉之作，只是想把那段随师学习的过程留下一些雪泥鸿爪，希望在老师复兴经方的大业上尽一己绵薄之力。在这里还是要再一次感谢师母及所有鼓励我的同门师兄姐们，也要感谢同止中医科技出版部同仁。而"法不孤起，必待缘生"，当然更要感谢所有本书的读者，谢谢大家！

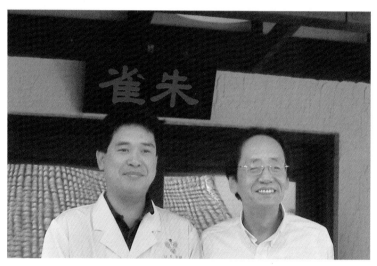

彩图1：我与倪师（右）在朱雀厅前（一）

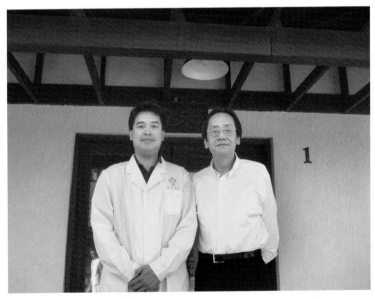

彩图 2：我与倪师（右）在朱雀厅前（二）

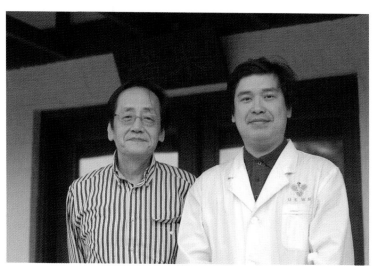

彩图 3：我与倪师（左）在朱雀厅前（三）

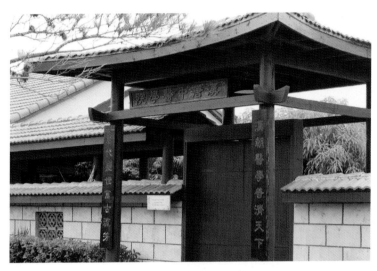

彩图 4：佛州汉唐中医学院大门

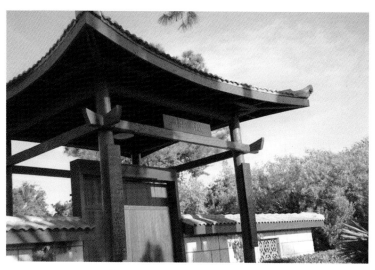

彩图 5：佛州汉唐中医学院的侧门"追日门"

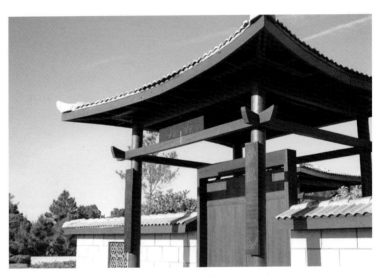

彩图 6：佛州汉唐中医学院的另一个侧门